平均化訓練

野口晴胤

春秋社

目次

II

Ⅲ

平均化訓練

はじめに

野生の動物たちは、当たり前のように、全身をくまなく使って動いています。

肩こりの猫もいないし、尻尾を引きずっている蛇もいない。

動物たちは、持っている筋肉を十全に使いこなし、体の構造を活かしきって、動いているのです。

それゆえに、その動きは自然で美しい。

猫が自分の何倍もの高さのある塀の上に飛び上がるのは、驚異的な身体能力です。

しかし、猫は足腰を鍛えているわけではありません。

これは、全身を連動させて動くことで生まれる、身体能力なのです。
だから動物たちは、ある部分に疲労が溜まることがなく、休む時は全身をすっかり休めています。

そして何より、野生の動物達は、何もしないで健康を保っています。

しかし、人間の運動には偏りがあります。
普段はあまり気づきませんが、時々、肩が凝ったり、腰が痛くなったりするのは、そこに疲労が溜まるからです。

全身を動かしているスポーツ選手でも、時々、思いもよらない場所が痛んで故障したりします。
気づかないうちに、その部分に余分な緊張が起きていて、それが積み上がり、疲労や怪我の原因になるのです。

本来、体の筋肉はつながり合っており、運動する時には、筋肉が全て連動して、全身にくまなく力が流れている状態が自然なのです。

しかし、体のどこかにダムができていて、力の流れがある場所に堰き止められている。

その堰き止められているところに力が偏って、無意識に強い緊張を起こしていて、本来の連動性を遮断しているのです。

私たち人間も、しなやかな全身運動ができるはずなのに、いつの間にか忘れてしまって、それを取り戻すには訓練が必要になっているのでしょう。

しかし、その訓練もきっと楽しめるものですし、人間にしか味わえないプロセスが、そこにあるように思います。

I

平均化訓練とは

私たちは体を自分の意思によって動かしているように思っていますが、体の働きの多くは無意識的なものです。

呼吸しているのも、心臓やその他の臓器が動いているのも、無意識に行っていますし、寝ている間もいろいろと動いていたり、目が乾かないように瞬きをしているのも、意思によるものではなく、自動的に働いている。

私たちのあらゆる体の運動は、実はこの無意識の働きが根底で支えています。

これは筋肉の働きにおいても同じことが言えます。

例えば、歩いていても、どういう筋肉をどのように使うかは、意識して行っていませんし、椅子から立ち上がる時にも、いちいち意識して筋肉に指令を出してはいません。

私たちが体を動かす時、筋肉は自動的に反応しています。
その筋肉の無意識的な反応、働き方に、斑（むら）＝偏りがあるのです。

それを無意識の偏り運動と呼んでいます。

体のある筋肉が他より強く緊張し、反対にある筋肉は緊張が起きにくい。
つまり働きすぎる筋肉と、ほとんど働かない筋肉があるということです。

これは、右利きだから左よりも右をたくさん動かしているとか、山に登ったから足が疲れる、ということではなく、あらゆる動作において、無意識に起こっている筋肉の反応を指しています。

たとえば、ある人は、動く時に首の筋肉が真っ先に強く緊張し、そして、どのように動いても、腰のある部分には力が入らない、というような、自分でも気づかないレベルで起きている根本的な運動の傾向なのです。

これがいつも同じよう繰り返されているので、無意識の体の癖と言ってもいいです。

この個人個人のパターン化された偏り運動によって、いつも肩が凝るとか、周期的に腰が痛くなるというように疲れる場所が決まっていたり、同じ作業をしている人同士でも、疲れてくるところが違うということが起こってくるのです。

そのように、他よりもたくさん緊張が起こる部分には疲労が蓄積され、運動の中に動員されない筋肉は、錆びついて弱くなる。

そして、このことは私たちの心や思考にも深く関わってくるのです。

この偏り運動における、働き過ぎている筋肉と、働いていない筋肉は互いに関係しています。

反応が遅く、働かないために弱くなっている筋肉を、早く反応する強い筋肉が補って働いているのです。

たとえば、片方の足を骨折してしばらくギプスをしていると、その足は動かせないので、筋肉が痩せて細くなり、もう片方の足は、折った方の足を補って余分に運動するので、発達して太くなる。

このことが、体の内部の細かいレベルで起きているようなものです。

骨が繋がって、ギプスを外したあとは、細くなった方の足を使って強くしていきながら、両足のバランスを取っていかなければならない。
それと同じで、働いていない筋肉に力を流していくことで、全体がバランスよく運動できるようになります。

ところが、働き過ぎている筋肉は、疲労や異常によって気づくことがあっても、働いていない筋肉はなかなか気づかない。

だから、骨が繋がってギプスが外れたのに、依然として弱い方の足を庇いながら運動しているような状態になっているのです。

もし、働いていない筋肉がどこにあるかを把握することができれば、そこに力を入れる運動を学習できます。

平均化訓練では、体操を通して、そういう無意識のうちに眠らせている筋肉に気づき、それが自ずから働くような運動を意識的に学習し、その運動がまた無意識化されるように訓練していくのです。

弱くなっていた筋肉が少しづつ強くなるにつれ、体本来の連動性が取り戻され、偏り運動は徐々に全身運動に転換されていきます。

平均化訓練の体操法は、大きく分けて、二つの方向性があります。

一つは、
背骨の全体を動かすようにして、眠らせている筋肉を見つける体操。

もう一つは、
平均化体操という、全身緊張を作り出す体操です。

順番に説明していきましょう。

背骨を動かす訓練法

脊椎動物においての背骨の運動は、脳と体を繋ぐ運動の中心軸であり、すべての筋肉がそれにつながっています。

だから背骨を丁寧に動かすことで、自分の偏り運動の傾向について、たくさんの情報を得ることができるのです。

働いていない筋肉と繋がっている背骨は、動かさないために可動性が悪くなっていますし、働きすぎる筋肉と繋がっている背骨は、無意識のうちに、早く、また過剰に動いてしまうのです。

この現象は背骨を動かす体操を行うと明確に表れてきます。

そして、可動性の悪い背骨を見つけて、そこを動かそうとした時に、働いていない筋肉が自覚され、その筋肉に力を入れる練習ができるのです。

背骨を動かす体操は、基本形から始まり、それが徐々に崩れて変化し、より自由な動きを学習します。それが書道の学習に似ているので、この体操を、楷書体、行書体、草書体と呼び分けて、訓練します。

楷書体は背骨の全体を動かすための「形」を学習します。背骨はたくさんの椎骨が繋がってできており、複雑な動きができるものですが、背骨の全体を動かす形と考えた時、いくつかの原型を取り出すことができます。

楷書体では、背骨の動きの原型である、前後（反らせる、丸める）、左右（横にカーブさせる）、捻る（回旋させる）という形をまず練習します。

基本姿勢

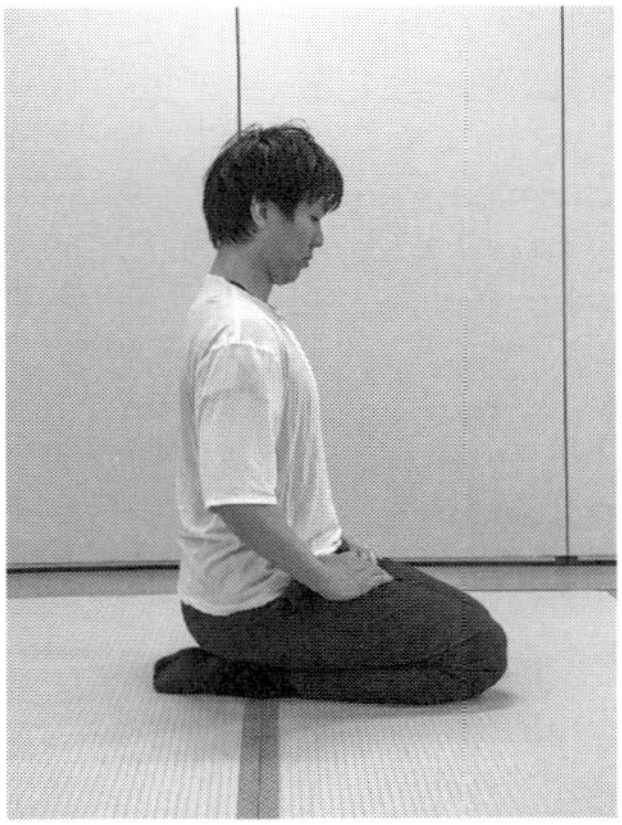

顎を引いて首の後ろをしっかり伸ばし、背骨を立てるようにする。
体操の最中もできるだけ首の後ろを伸ばしている状態を保つようにする。

前後

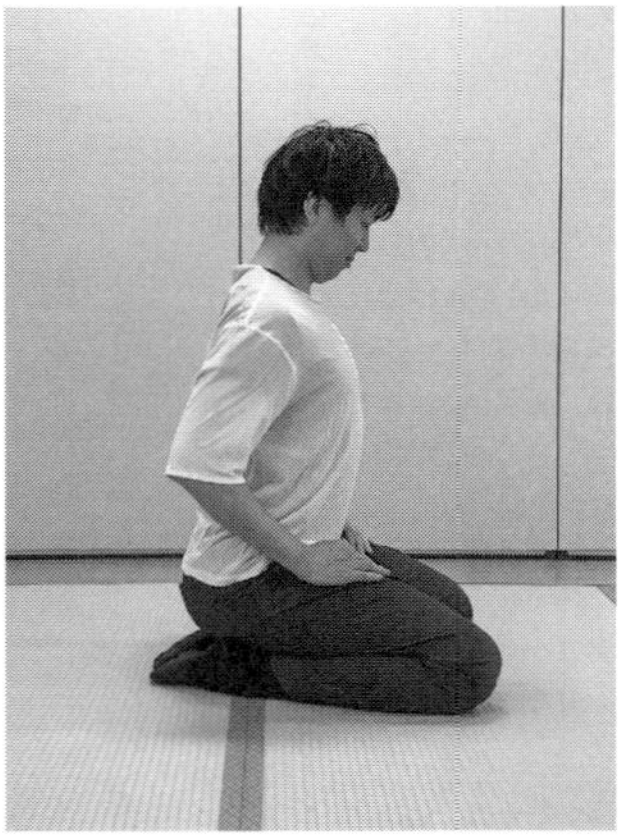

肩甲骨を寄せ、腰から背骨全体を反らせる。

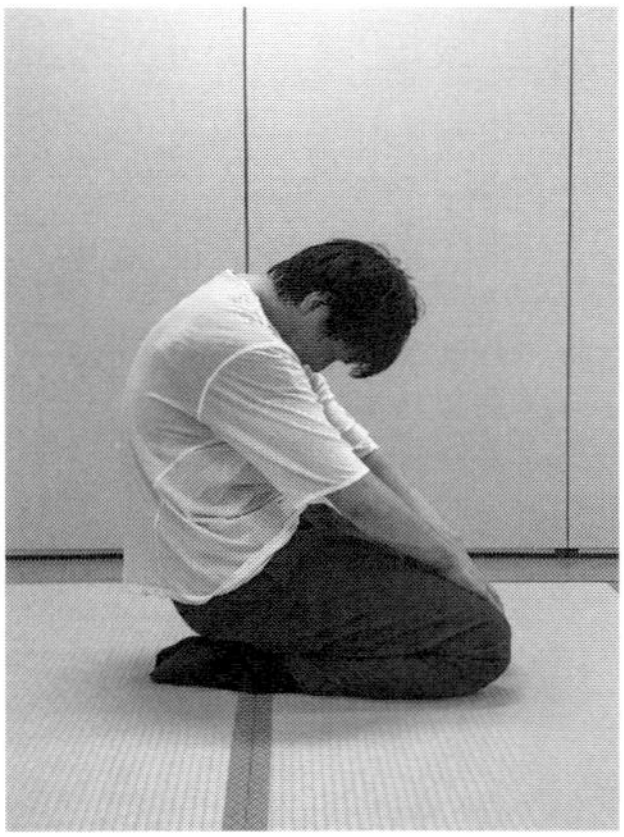

肩甲骨を開き、背骨全体を丸める。

左右

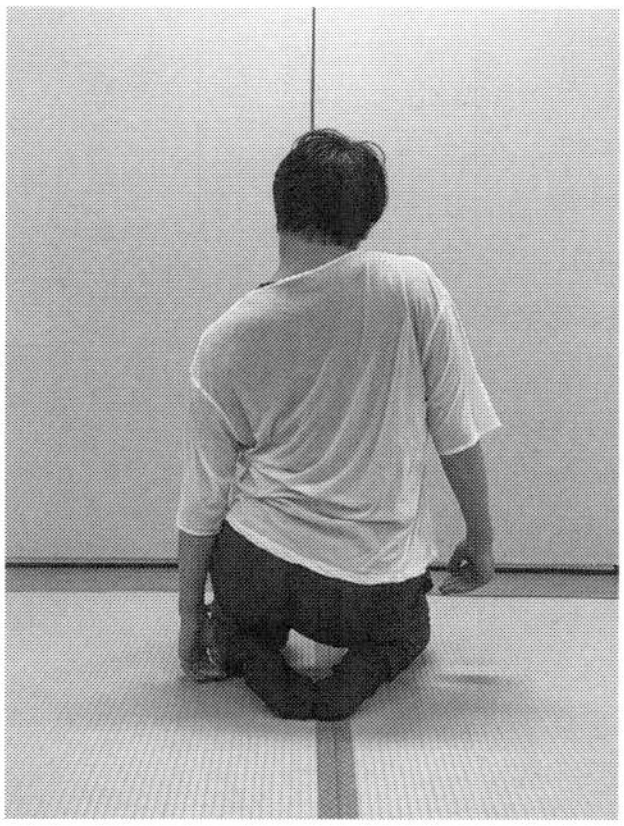

逆も行う。

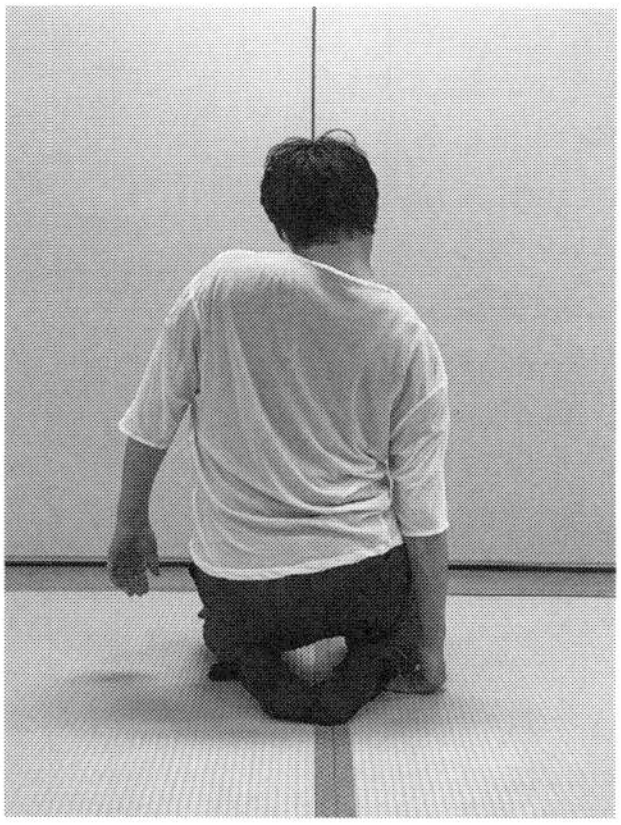

体の片側を縮めて、片側を伸ばす。

捻り

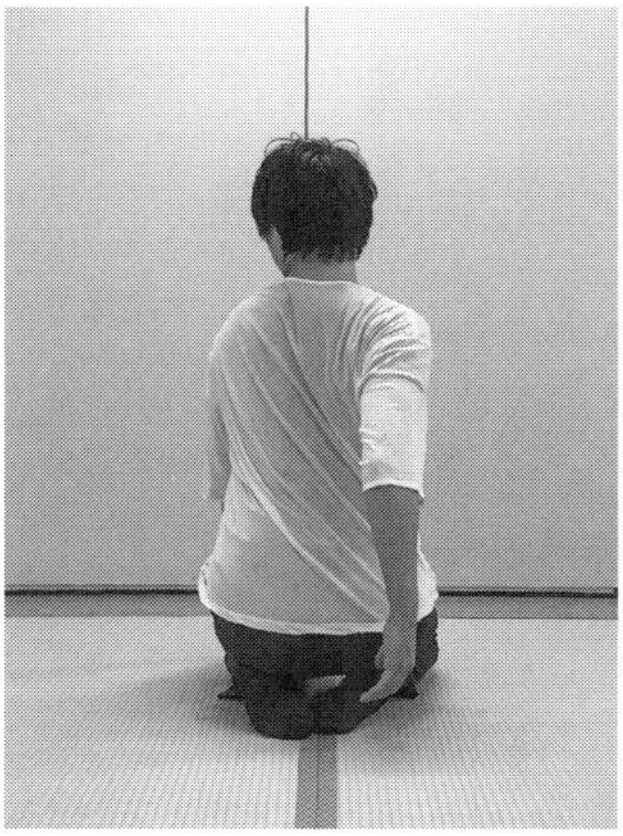

逆も行う。

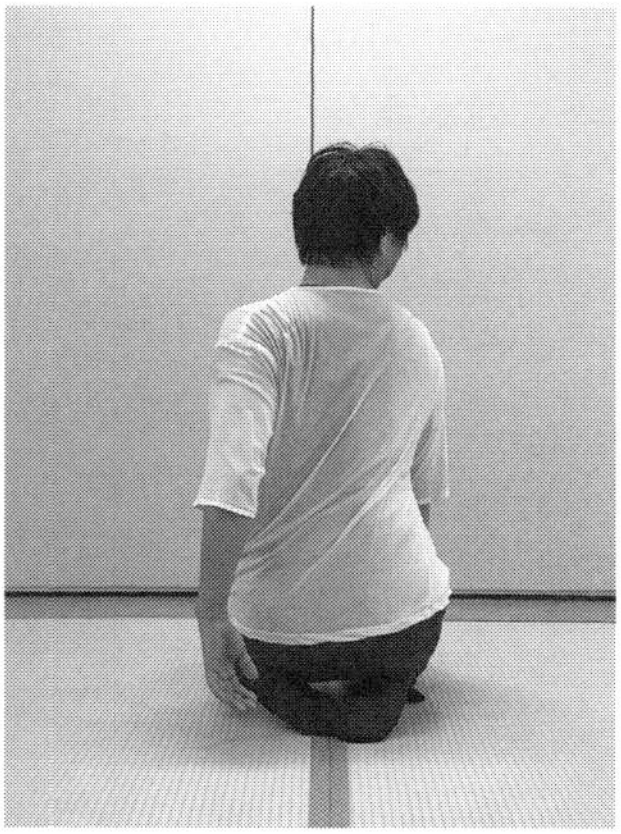

腰と上体を反対方向に回旋させて、体を捻る。

基本姿勢（立位）

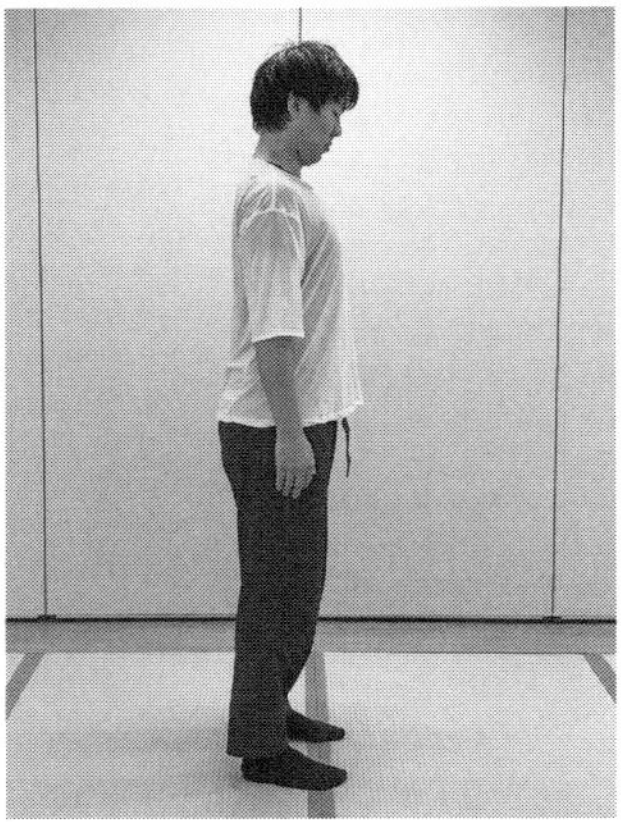

顎を引いて首の後ろを伸ばし、足を肩幅に開いて立つ。足つま先の向きを真っ直ぐにする。この状態をなるべく保ったまま体操を行う。

前後

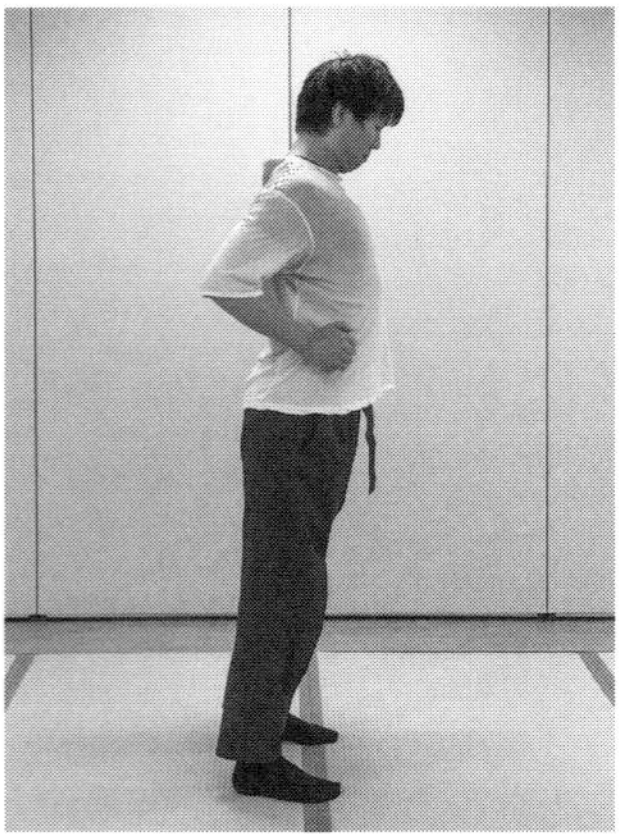

肩甲骨を寄せ、腰から背骨全体を反らせる。

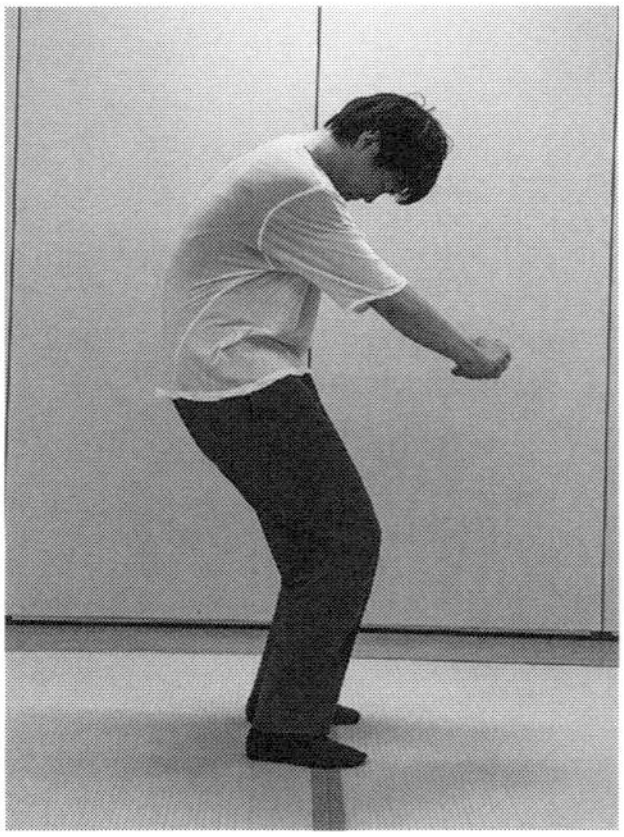

肩甲骨を開き、背骨全体を丸める。

左右

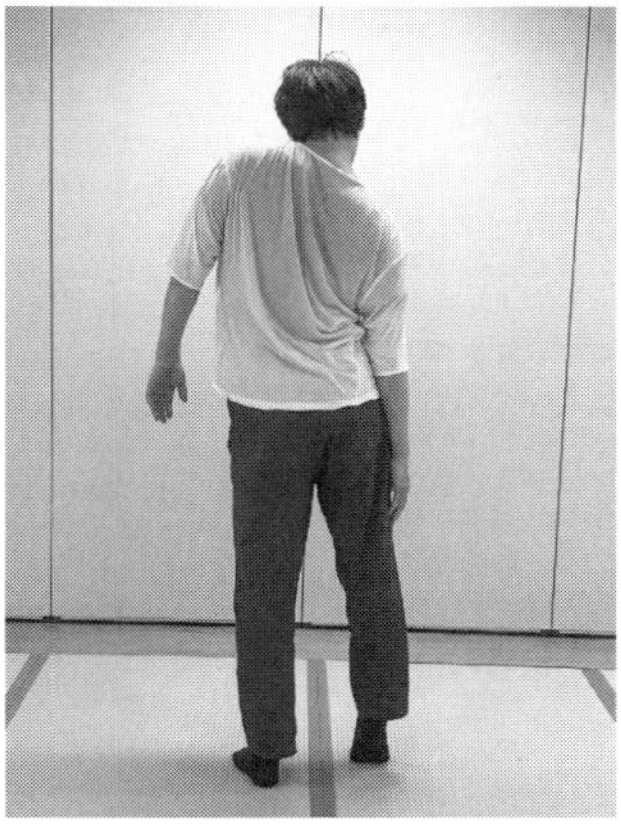

右踵を持ち上げて、右半身を縮め、
左半身を伸ばす。

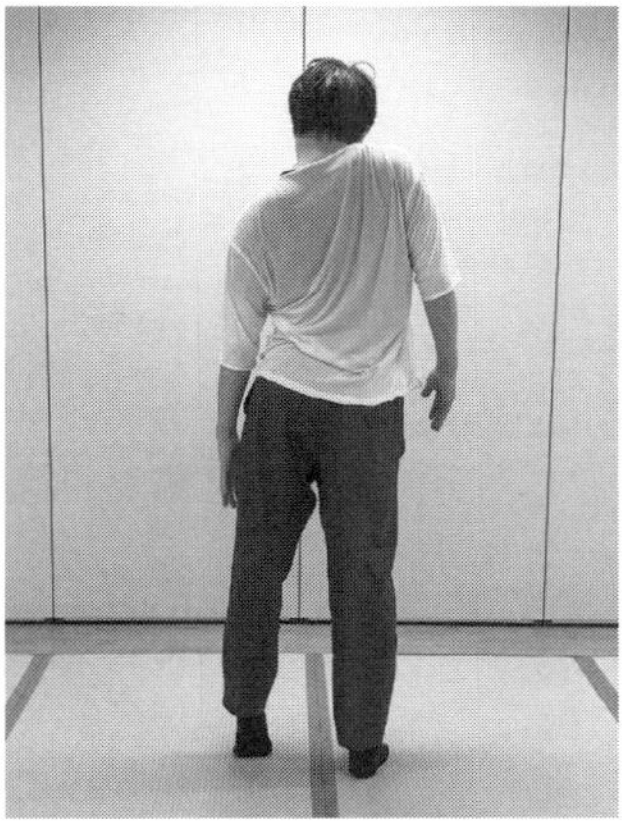

逆も行う。

捻り

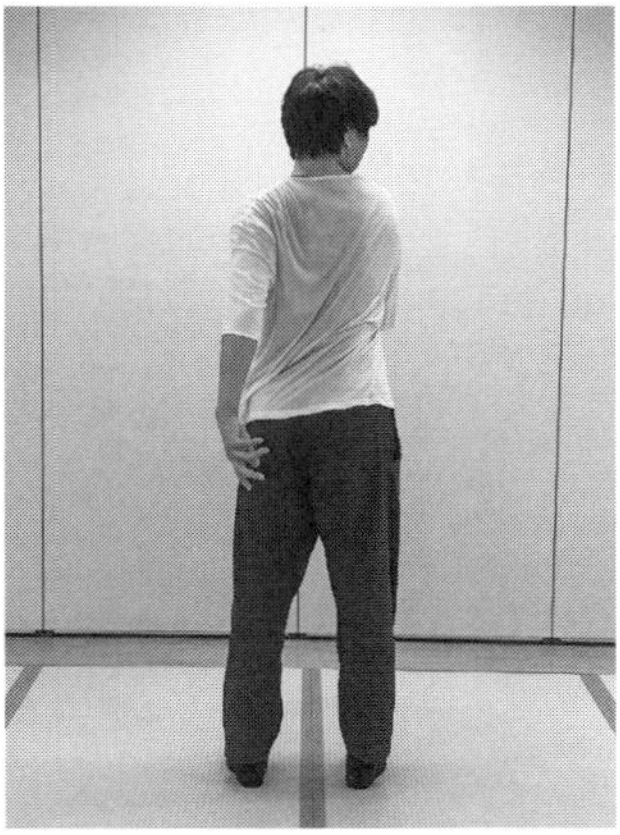

腰と上体を反対方向に回旋させて、
体を捻る。

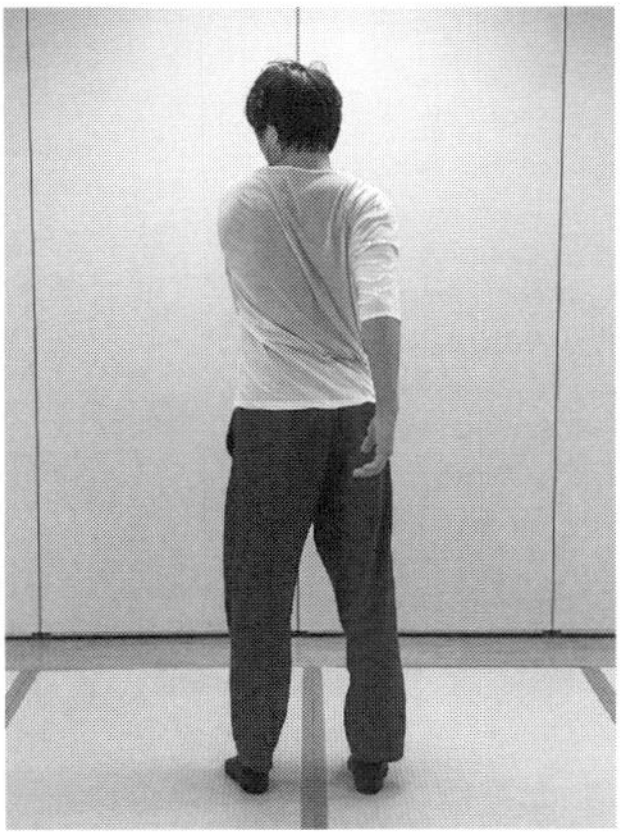

逆も行う。

背骨の体操を行う上で、共通して重要なことは、顎を引いて、首の後ろをしっかり伸ばすことです。最初は少しだけ下を向くくらいのつもりでやる方がよいでしょう。

首は上に向けると、頚椎のどこかに強く緊張が集まる支点ができてしまいます。だから、天井を修理するなど、ずっと上を向いている作業は体にとって非常に大変で、歪みを作りやすい。

顎を引いて首の後ろしっかり伸ばすことで、頚椎がそれより下の背骨につながってくる感じがありますので、その感覚を維持しながら、背骨を動かしていきます。

しかし、背骨の動きが硬いと、いつの間に背骨の動きにつられて顎が上がって首に偏った緊張が生まれてしまうことがありますので、顎をしっかり引いたまま、動かせる範囲で練習を続けることが大切です。

最初のうちは、大きく動く必要はなく、小さくしか動けなくても、全く問題ありません。自分の体の中の動きにくいところを感じながら、そこを少しづつ動かしていくことが偏り運動の平均化に繋がります。

偏り運動は、自分の体がいつの間にか学習してしまった、楽な動き方なのです。楽というのは、弱い筋肉や動かしにくい場所を避ける動きという意味です。

だから、楷書体の練習をすると、みんなが同じ動作をやっているつもりでも、無意識に肩が上がったり、左右の体操をやっているのに、途中から捻ってしまったりする。

この背骨全体を動かす体操は、そういう偏り運動をあぶり出す作用があるので、他人に見てもらったりしながら、気づいたら形を整えるようにすると、使っていない筋肉や、可動性の悪くなっている関節を自覚することができます。

例えばラジオ体操を一〇人の人が行っているのを、丁寧に見ると、手本の通りにやっているつもりでも、実はみんな微妙に違う動きをやっているのです。つまり自分の偏り運動に取り込まれてしまって、それが正しい手本との少しのズレとなっているわけです。

そのように、人間は何かの運動や形を覚える時に、いつの間にか、自分の楽なように形を変えてしまいます。いろいろな運動を覚えても、根本的な偏り運動がなかなか改善されないことが多いのはそのためです。

そこで、平均化訓練のさまざまな体操では、相手と組んで行うことを重視しています。

一人で行うといつの間に自分の癖に取り込まれてしまうところを、他人と一緒に行うことで、自分の動きを広げてもらえるのです。

それは他人を通して自分を知る、という平均化訓練のテーマでもあります。

楷書体も、二人で向き合って組みを作り、手を合わせて行ってみましょう。

掌をピタッと密着させて体操をおこなうことで、運動に少しの負荷がかかり、そして相手と動きを合わせることで、一人で行うよりも、普段使わないところが浮き上がって感じられるのです。

慣れてきたら、掌に少し圧を加え、それを保つように行うことで、筋肉の働きをより鮮明に感じることができます。

組みの基本姿勢

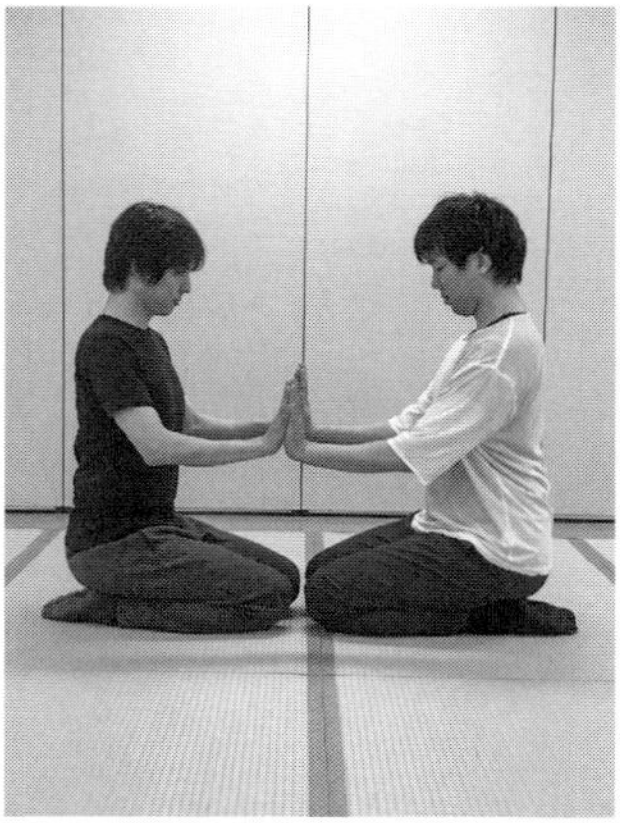

首の後ろを伸ばし、互いの掌をぴったり密着させるように合わせる。この掌の密着感を保って体操を行う。

前後

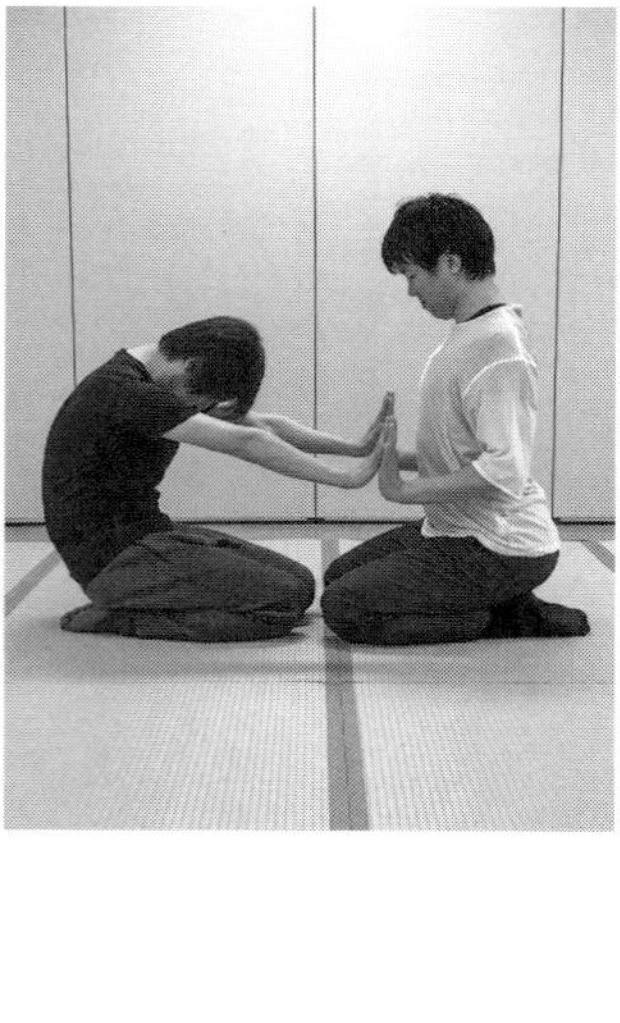

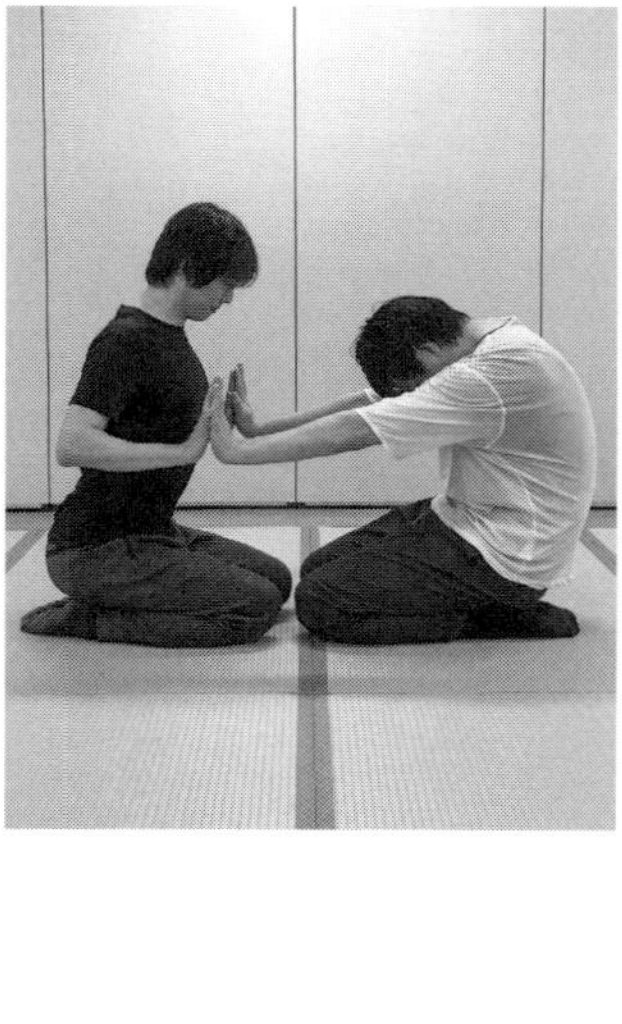

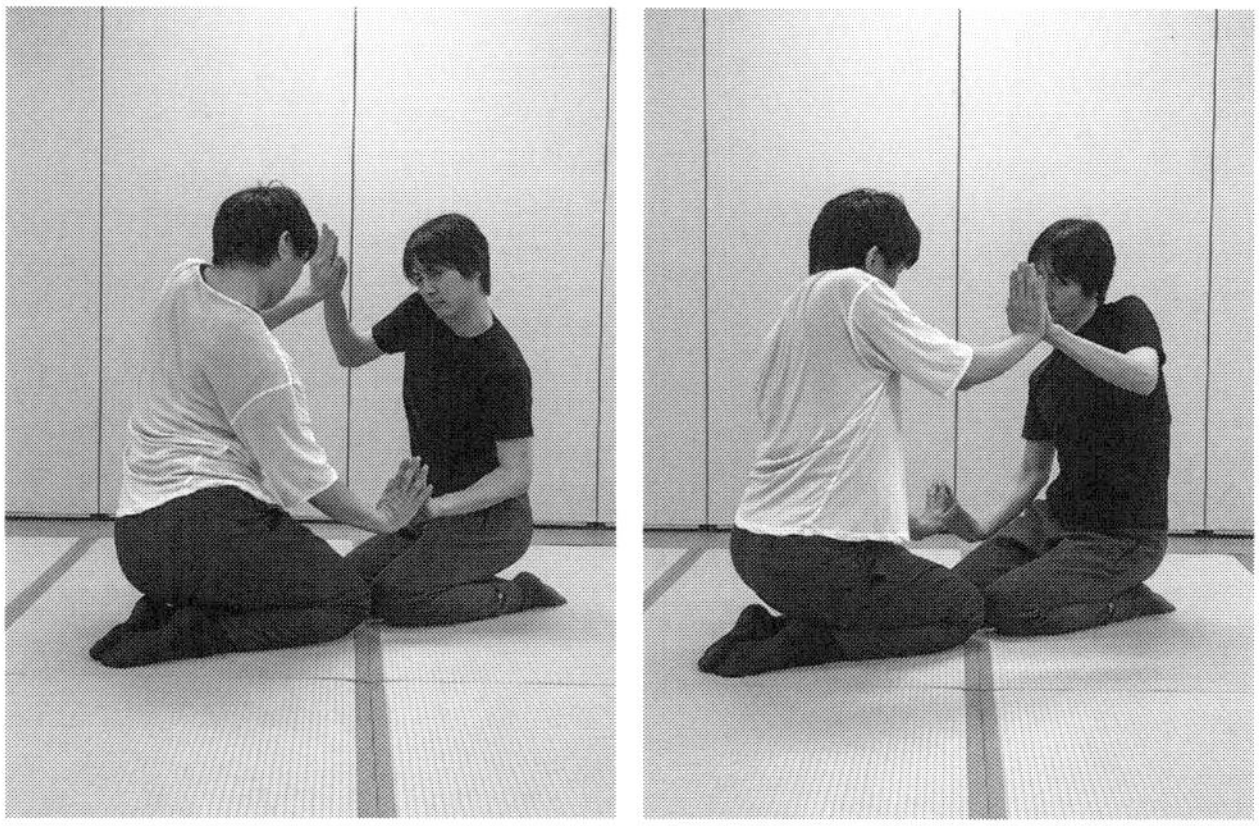

左右

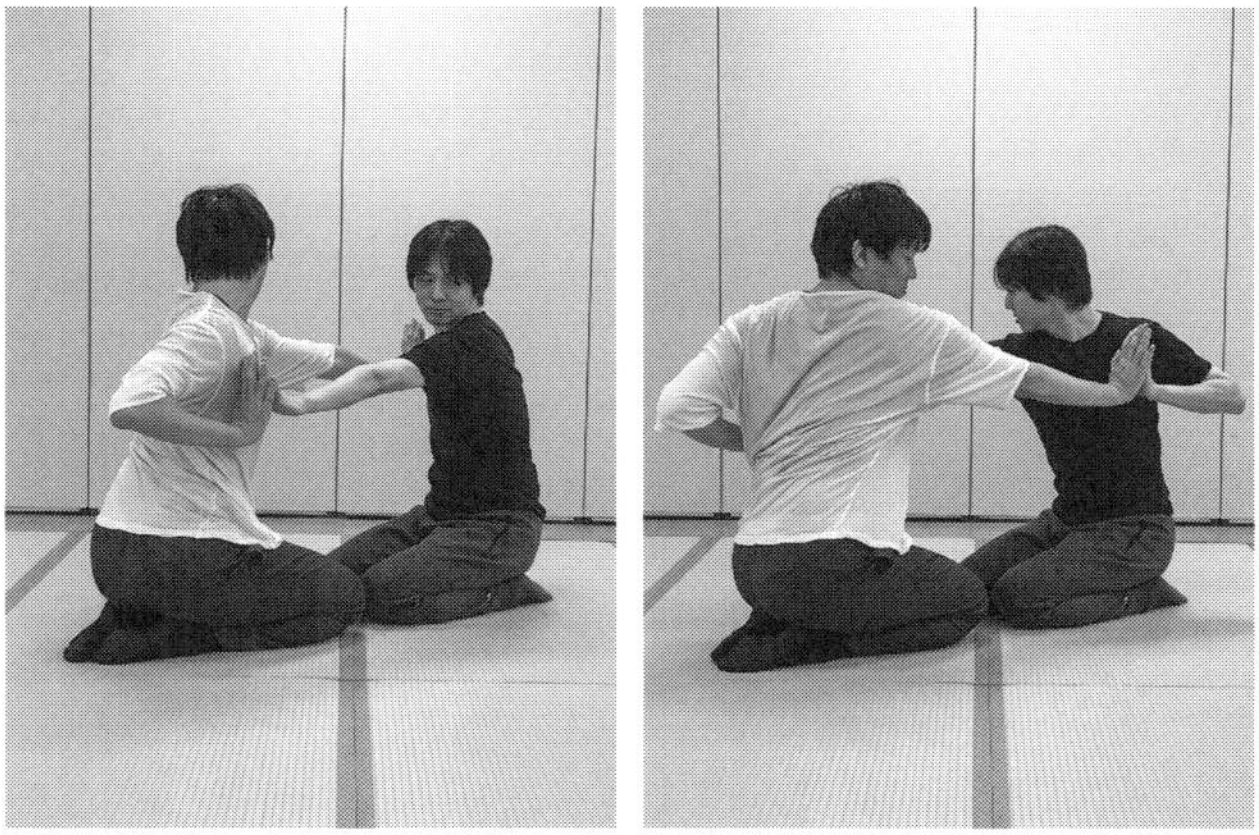

捻り

組みの基本姿勢（立位）

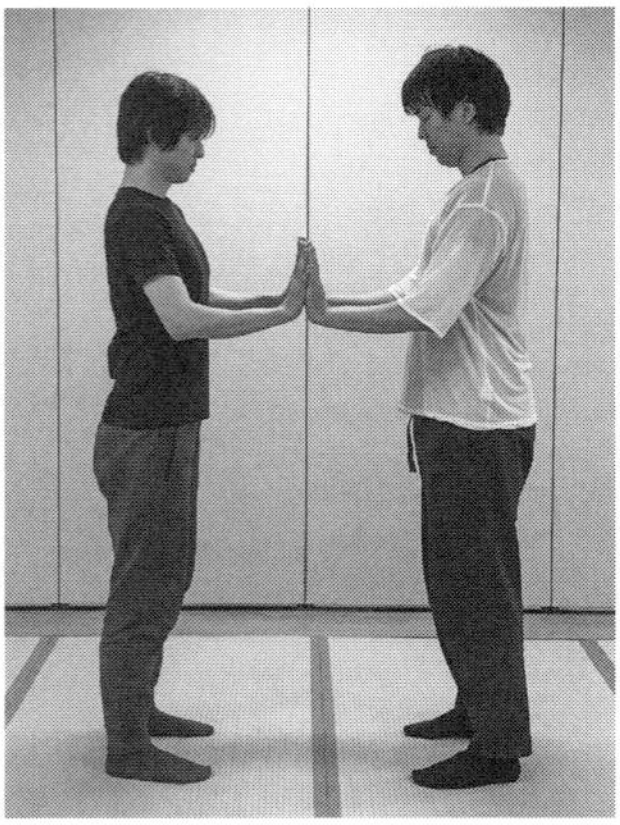

首の後ろを伸ばし、足を肩幅に開いて、つま先の向きを真っ直ぐにする。互いの掌をぴったり密着させるように合わせ、この掌の密着感を保って体操を行う。

前後

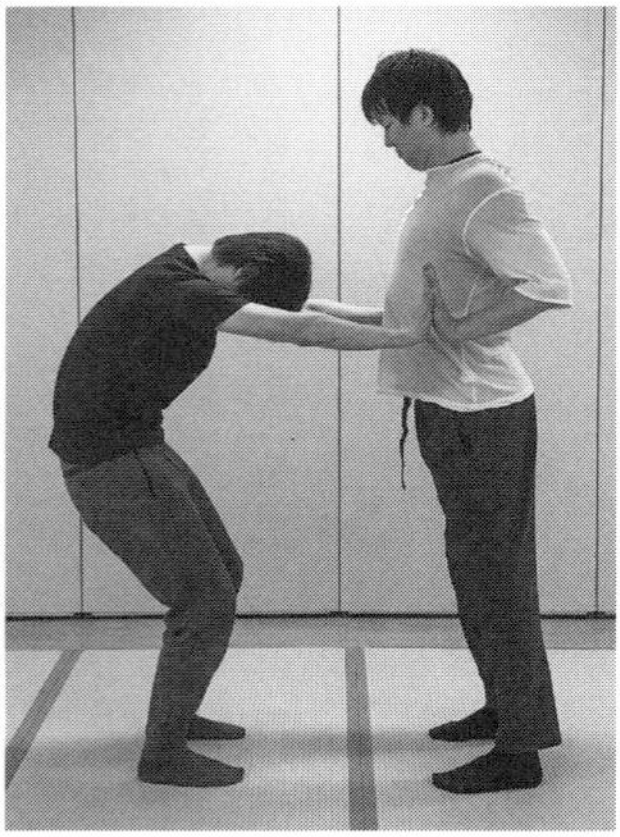

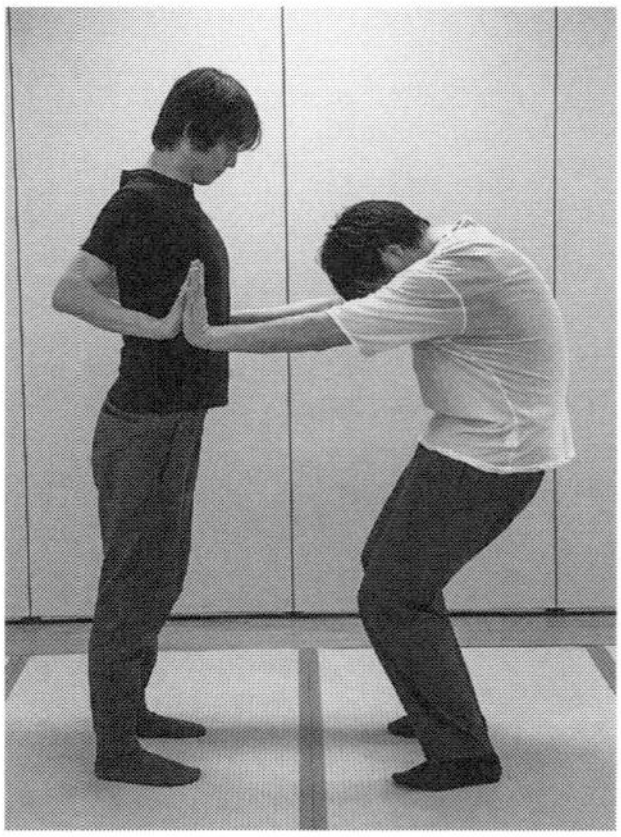

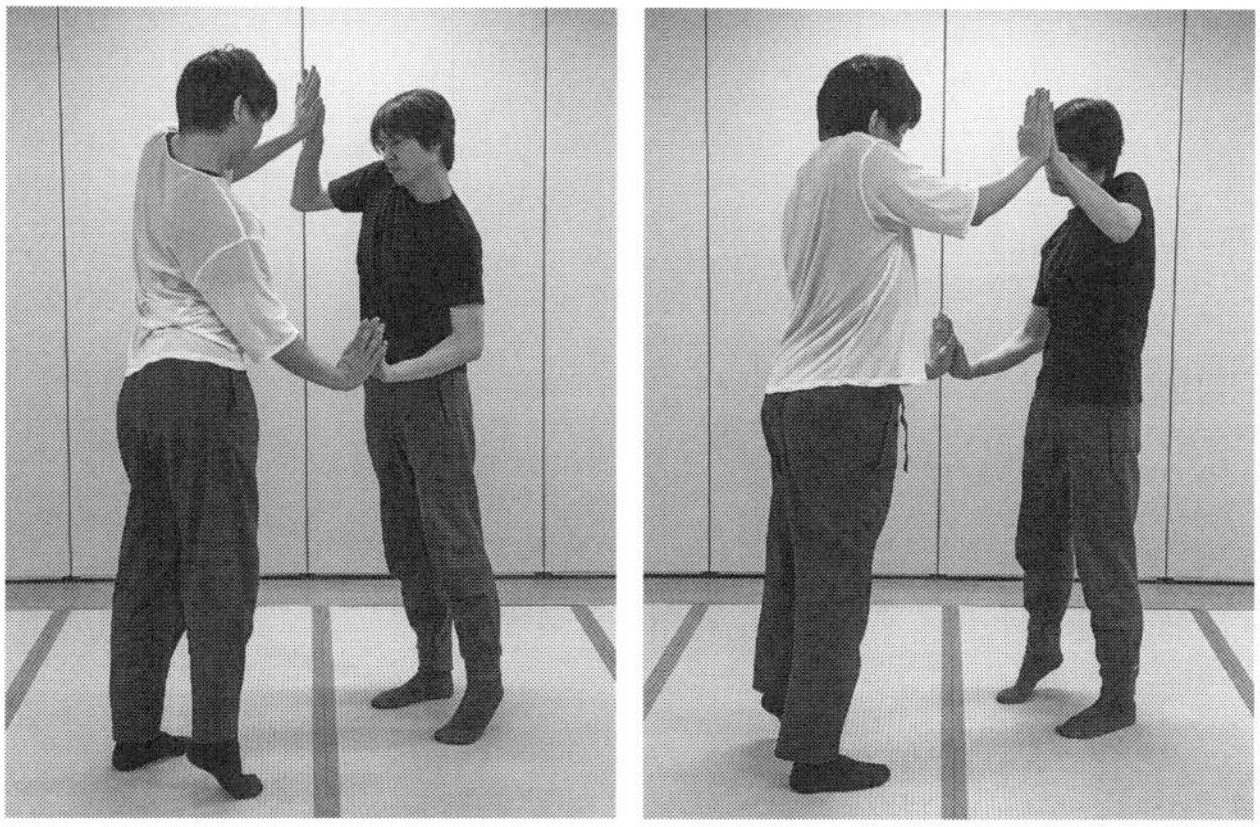

左右

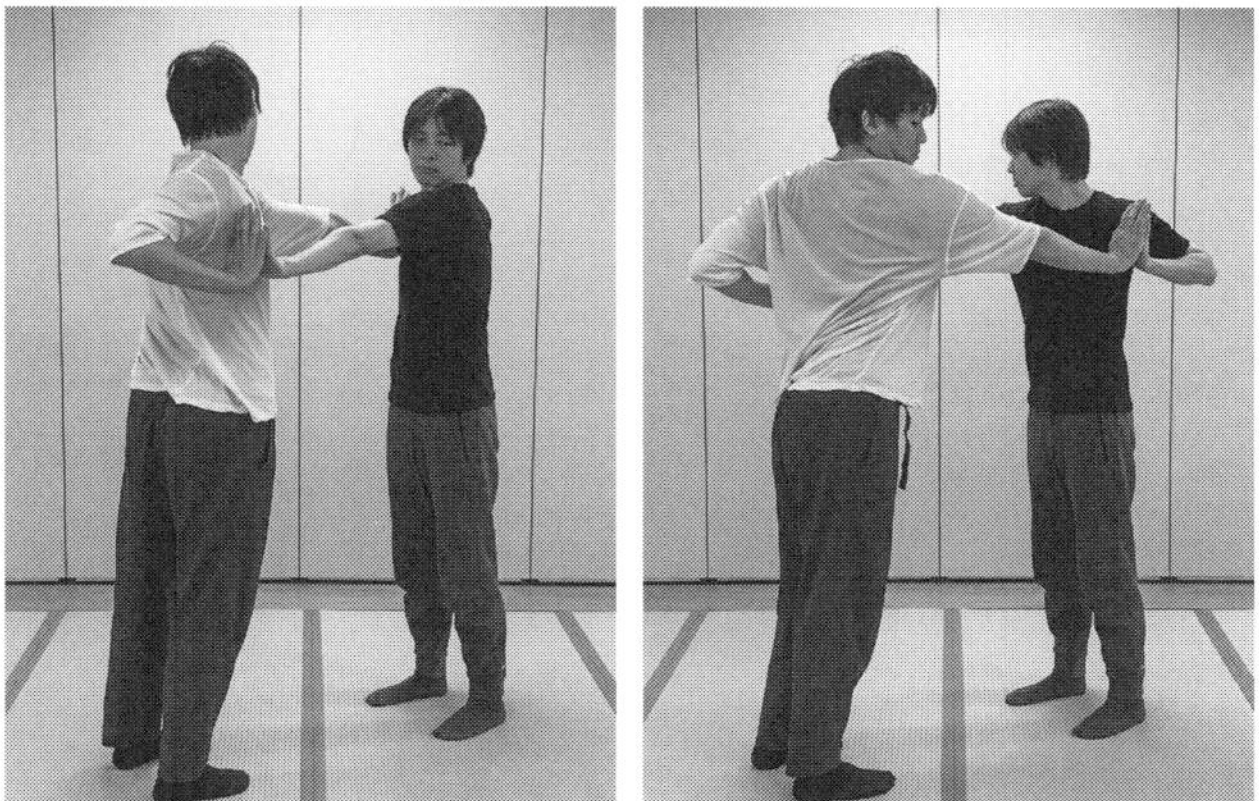

捻り

このように、平均化訓練では、背骨全体を動かすシンプルな形を取り出して、それを練習型として設定しています。覚えるのが大変な形よりも、単純なものを、丁寧に取り組むことが重要だと考えているからです。

それが楷書体と呼んでいる形の学習です。

行書体の訓練は、楷書体で学習した「形」を「動き」にしていきます。形を動きにするということは、一つの形から次の形へと連続的に動いていくのです。形から形へと動く過程の部分に、さらに使えない筋肉に対する自覚が生まれます。

動きがガクガクとコマ送りのようになったり、パッと動きが飛んだりするので、そういう動きを見つけたら、そこは特にゆっくりと丁寧に動かしていくと、徐々に筋肉の連動性が取り戻されていきます。

この体操も楷書体同様、二人で組んで行うことが有効です。

草書体の訓練は、行書体で行なった、前後、左右、捻るの動きを複雑に混ぜ合わせて、より自由に背骨を動かしていきます。この体操も、主として二人で組んで行います。

相手と一緒に手を合わせて、いろいろと動きを混ぜ合わせていくと、自分の偏り運動に対して様々な気づきを得ることができます。

型稽古の意味

型稽古というのは、踊りや武道、茶道など、日本の伝統的な技芸の世界で行われているものですが、形を丁寧に学ぶということは、ある意味では、日本的な学習方法と言えるかもしれません。

日本古来の武術では、それこそ実際に斬り合っていた時代の武士たちも、型稽古を中心に訓練をしていたそうです。

その当時から行われている、武術の型稽古を見てみると、斬る方、斬られる方、投げる方、投げられる方が最初から決まっていて、立ち方、座り方、手足の捌き方まで、一つ一つの動作が細かく決められています。

踊りや茶道なら、型の練習が、そのまま実践や本番の動きに繋がることはわかりますが、武術の本番では、相手がどう動くか、全く予測できないはずです。

その予測不能な状況に応じて臨機応変に素早く動くことが必要なのに、約束事の中で動く稽古が、そういう状況に対して、どう役に立つのでしょうか。

そんなことをするよりも、防具をつけて、竹刀で実戦さながら打ち合う方が、効果的ではないかと思ってしまいます。

ところが、平均化訓練の視点から考えると、この型稽古の意味がわかるような気がするのです。それは、いくら竹刀で打ち合って体験を積んでも、なかなか変わらない、自分の偏り運動＝無意識運動の癖があるからなのです。

偏り運動は体のどこかに無意識に力み（部分的な過緊張）を生んで、それが、動きにおける隙となります。

真剣で斬り合う武士たちの世界では、動きに癖がなく、全身の筋肉がひとまとまりに連動して動くことが、必要不可欠なのです。

型稽古はまさに無意識運動の癖を削ぎ落とすための訓練であり、その訓練を通して達成される体の状態が、実際に斬り合う現場において、臨機応変に、そしてもっともすばやく対応し得る体だというわけです。

昔の侍たちが、竹刀で打ち合うことより、型稽古を通して体を練り上げることを重要視していたのは、そういう理由ではないかと思います。

偏り運動を正すには、早い動きをいくら繰り返しても正されません。ゆっくりと丁寧に自分の運動を見つめながら、練習を重ねていく必要があります。

そういう意味で、この平均化訓練の楷、行、草という背骨の体操は、型稽古とも言えます。

設定された型に自分の体を当てはめることで、その型の通りに動けない部分、可動性の悪い場所や、使われていない筋肉が浮き彫りになり、その場所を働かせる訓練に取り組むことができるのです。

平均化体操

平均化体操は、平均化訓練の実習の中心であり、この体操が平均化訓練の全てを凝縮して表しています。

この体操は一般的な体操とは違って、決まった形がありません。偏り運動は、それぞれ個有のパターンなので、眠らせている筋肉に力が流れる形=平均化している姿勢は、一人一人で違います。

ですから平均化体操は、体が持っている本能的な、平均化しようとする働きを使って、一人一人のその形に導くのです。ある意味では、その人にぴったりのカスタムメイドの体操をつくると言ってもよいです。

では、平均化訓練のための、「自分だけの形」をどのように見つけていけるか、二組の体操の画像を見ながら解説していきます。

二人でまず正座して（熟練すると立ってもできますが、最初は正座がやりやすい）、向かい合い、両手を合わせてゆっくりと掌に押し合いを作ります。徐々に押す力を増やしていくにつれ、体に負荷がかかり、筋肉に緊張が生まれます。

この時に、互いの掌に押し合いによる圧がしっかりつくられていないと、その先の体操が進まなくなります。

そこで最初は掌に圧をつくる練習から始めます。十分な圧をつくり、筋肉の緊張が感じられたら、先に進みましょう。

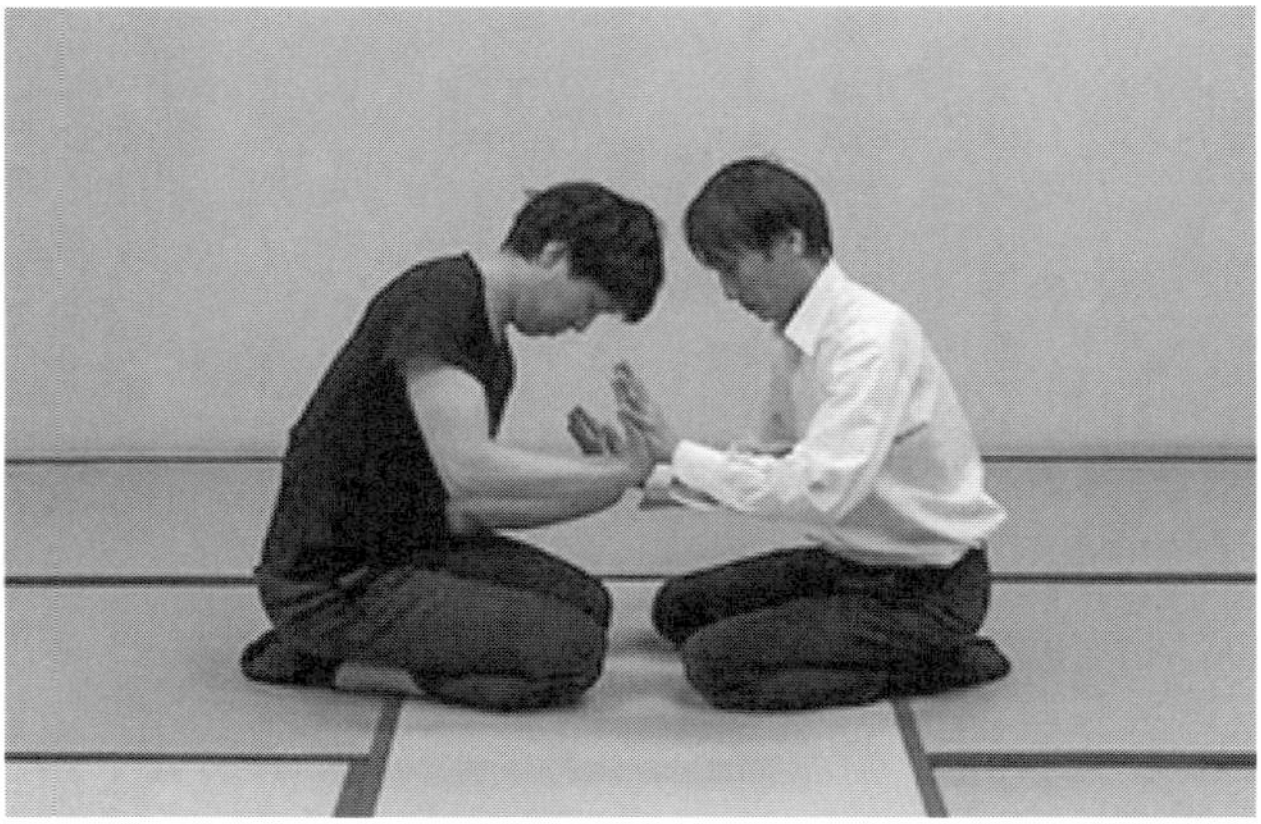

押し合いをして掌にしっかり圧をつくる。

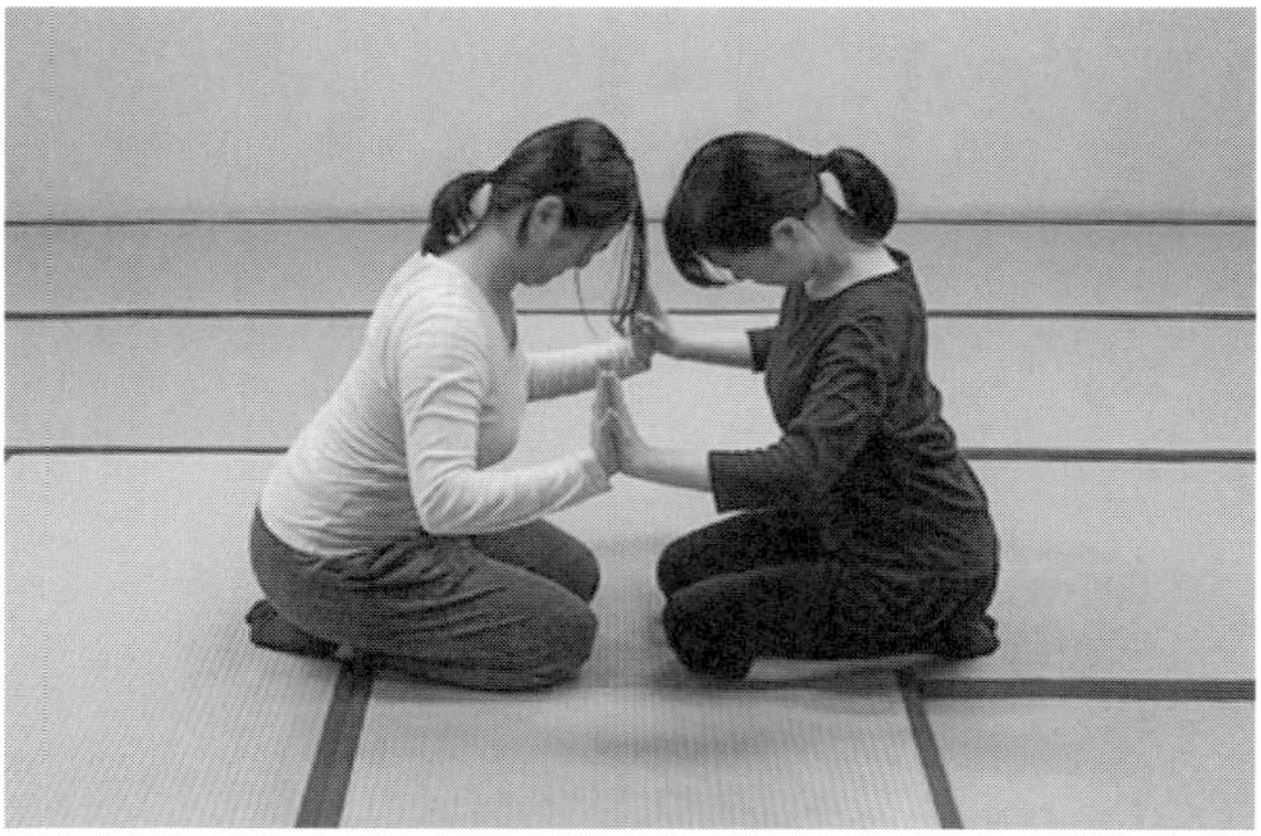

この押し合っている時点での緊張は、無意識の偏り運動からくる、偏った緊張です。つまり押し合う負荷を通して、普段気づかない偏り運動を強調し、自覚しやすくしているのです。

そしてこのままで止まって押し合いをしていれば当然、ただ偏り疲労を作るだけで、体操にはなりません。そこで偏った緊張を、姿勢を変えることで分散させていくのです。

姿勢を変化させると、最初に感じていた部分的な力感が、だんだんと全身に広がっていきます。

この時の注意点は、途中で力を緩めたりせずに、掌の圧を保ちながら、姿勢を変えていくことです。

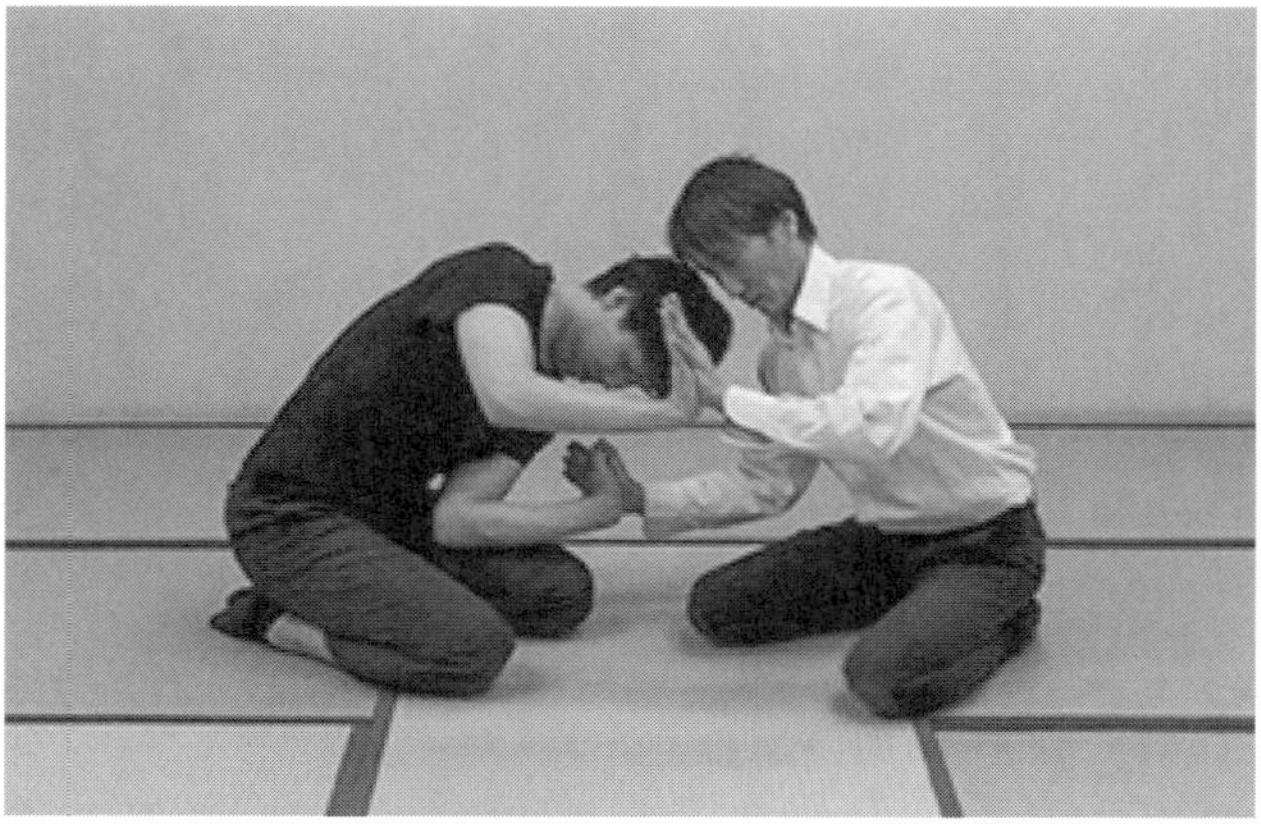

押し合いをしたまま少し姿勢を変える。

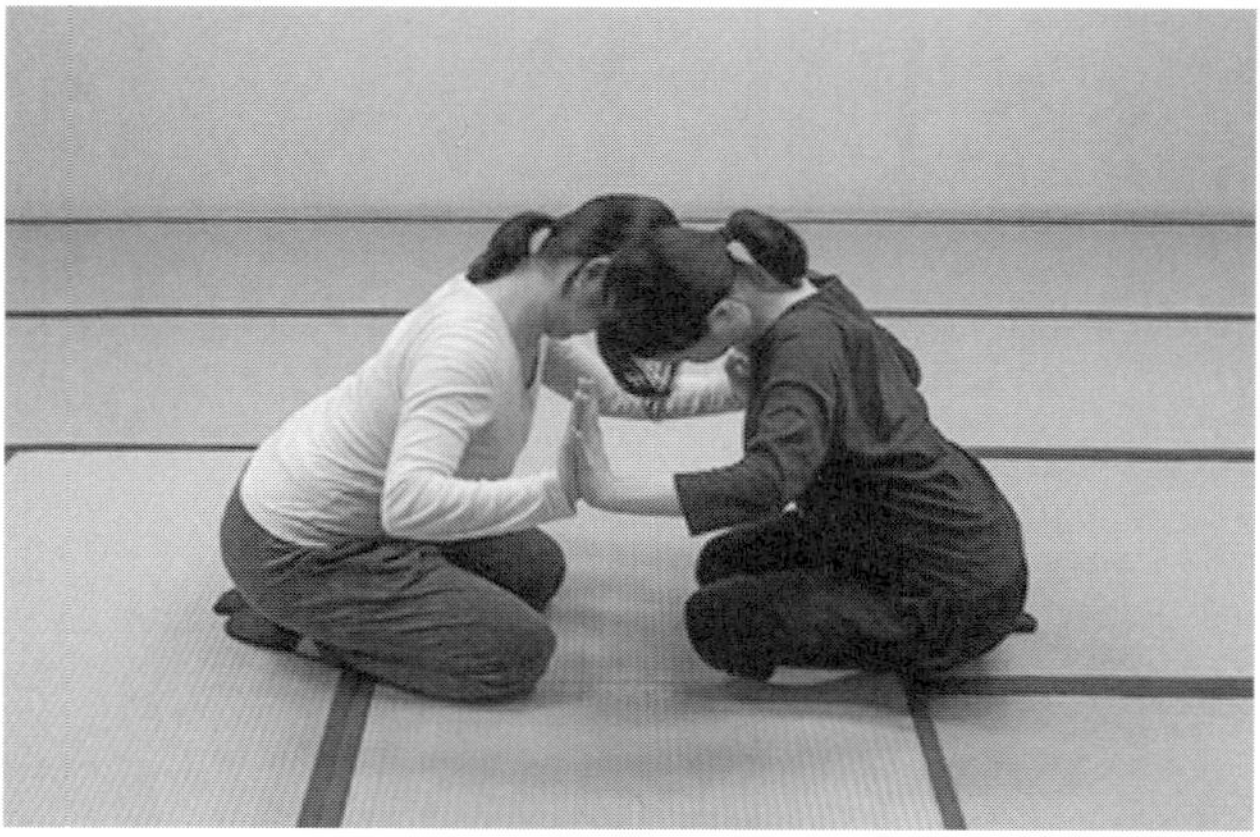

体は偏った緊張を本能的に嫌っているので、互いに少しきっかけ（動き）を作れば、そこからは体が自然に動いて、姿勢が変わっていきます。

その姿勢を動かす最初のきっかけの時に、楷書体で練習した背骨の動きや、草書体の時の相手と一緒に背骨を動かす感覚が活用できます。

あとは自然に姿勢が変わっていくことに任せていき、押し合う力を使って足を滑らせながら、正座を崩して体中をゆっくりと伸ばすように押し続けます。

正座という安定した姿勢から押し合いをして、そこでつくられた圧を保ちながら姿勢を変えて、緊張を分散させることに、この体操のポイントがあるので、必ず途中から正座を崩し、足に力を流すように伸ばしていきます。

その点で、絨毯のように滑らない場所で行うより、畳やフローリングの方がやりやすいでしょう。

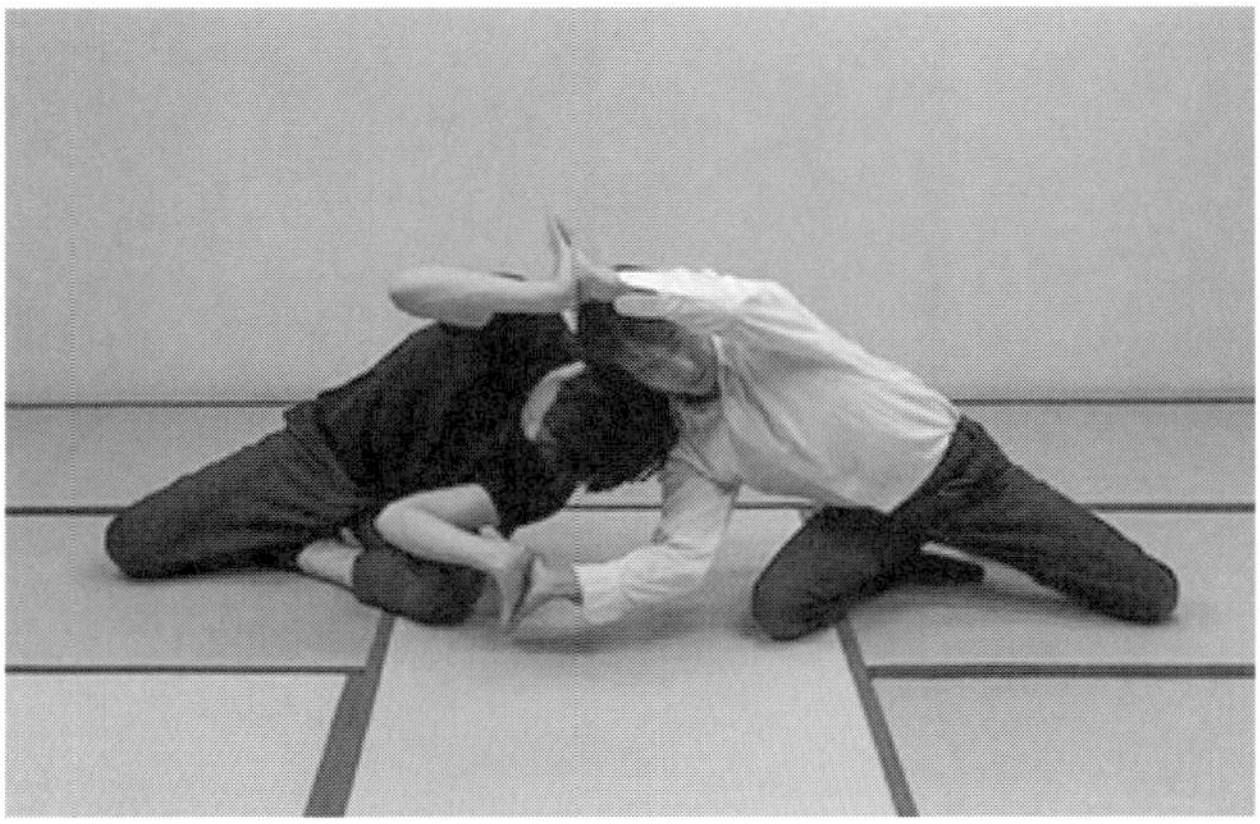

掌に力を出し続け、足を滑らせていく。

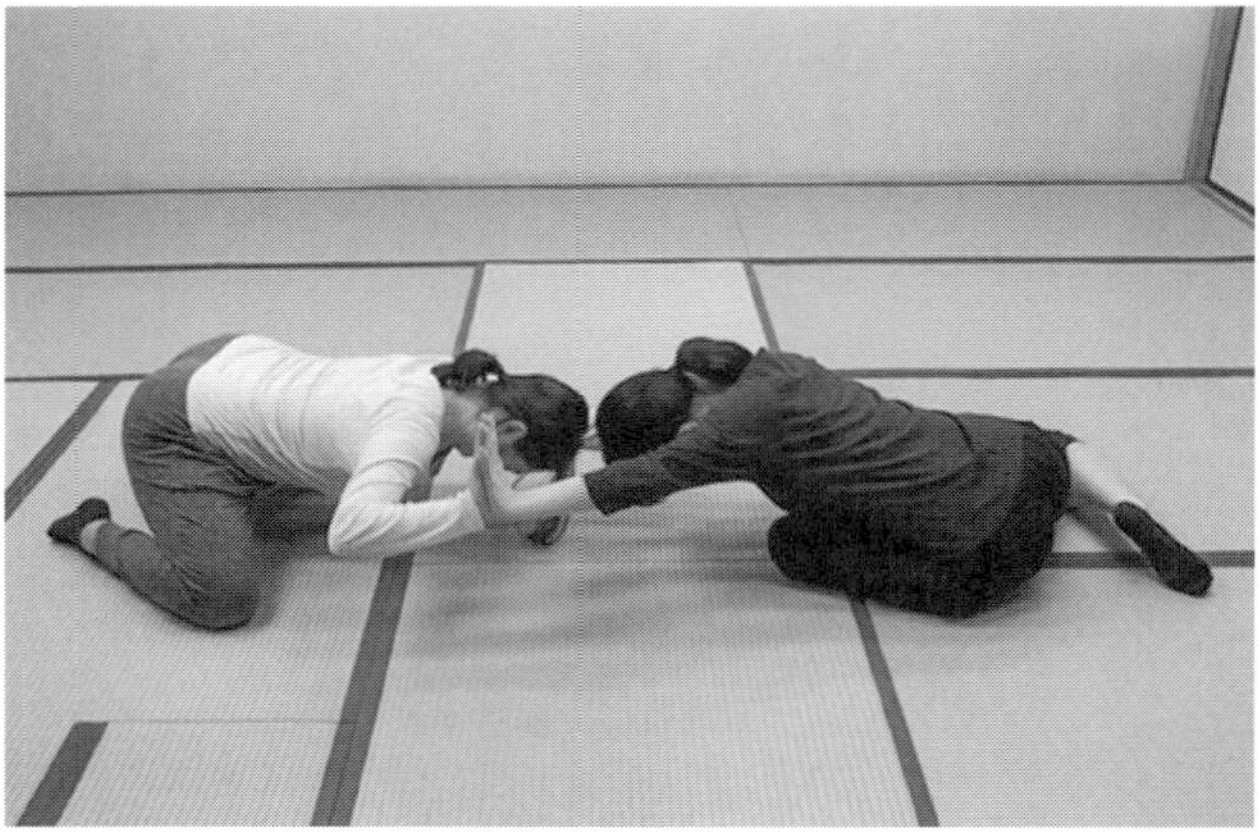

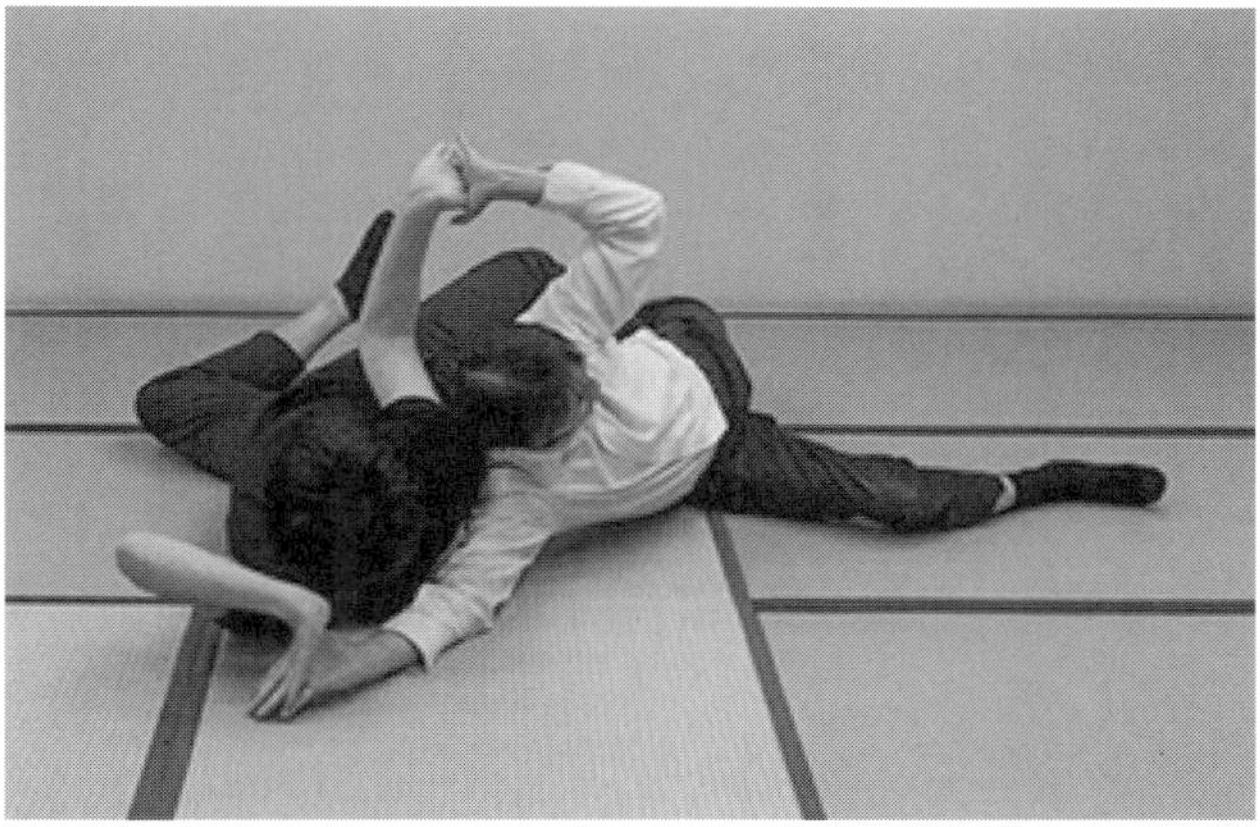

正座を崩し、押し合っている力が下半身にまで流れるように、足を伸ばしていく。

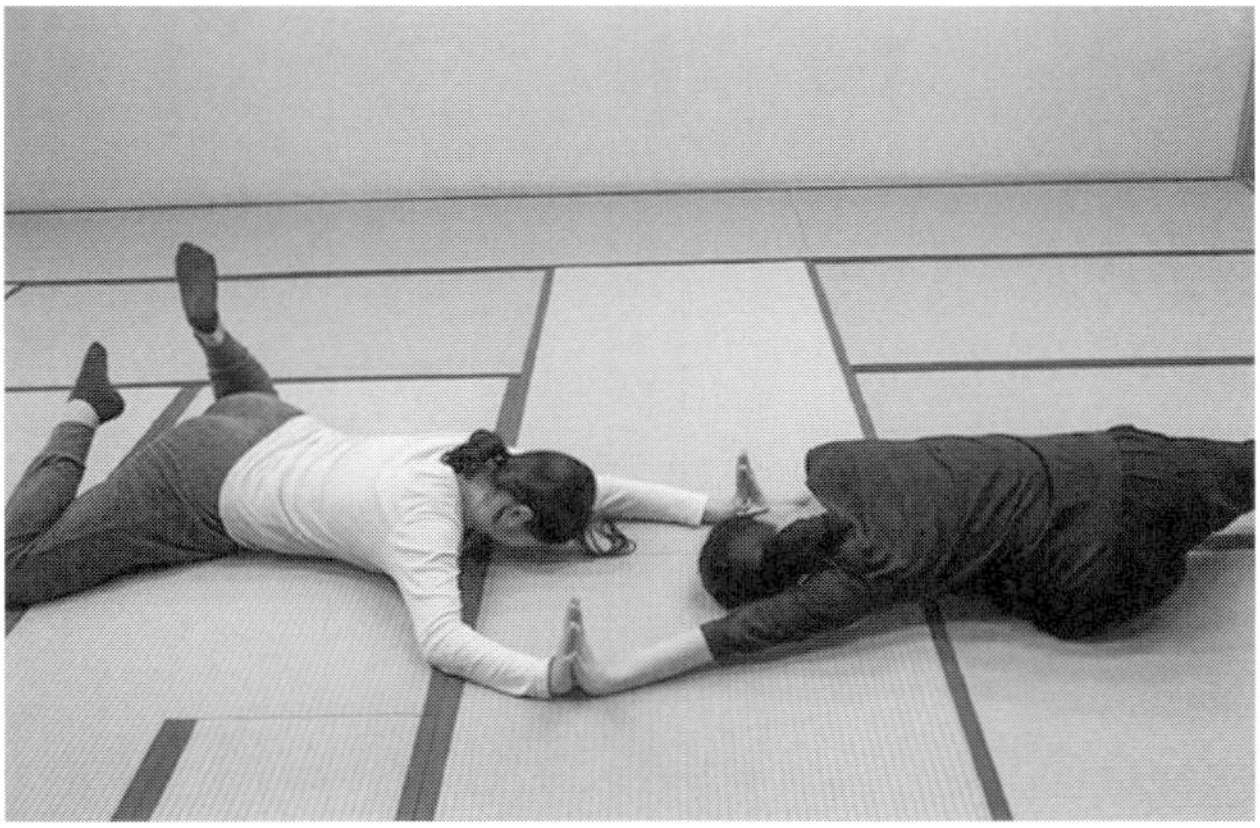

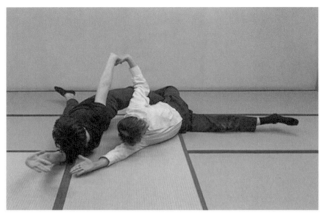

たとえ片方の手が離れても、接点の圧を保つように押し続ける。

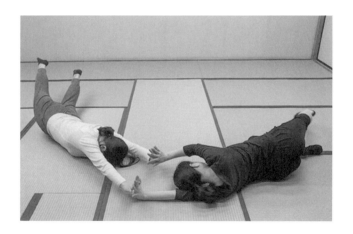

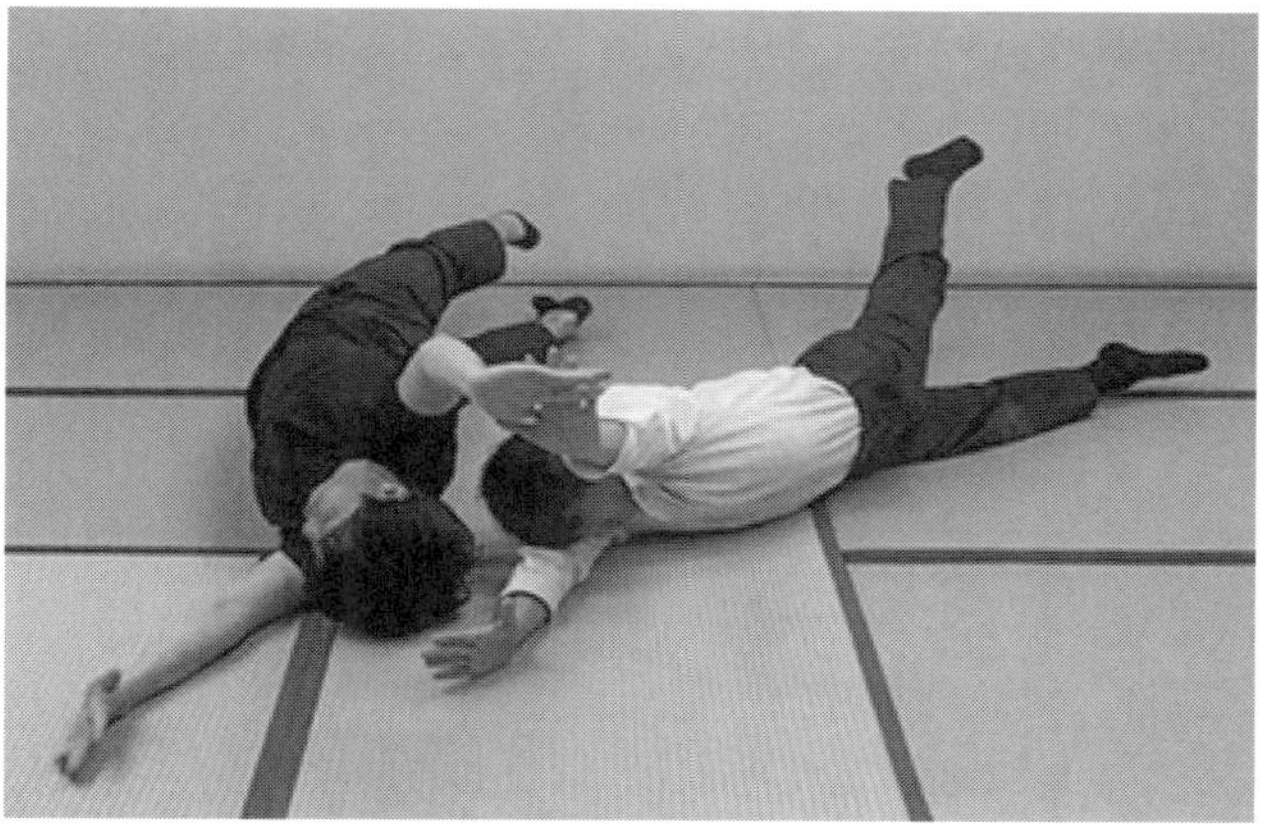

体が自動的に動いていくような感覚に任せる。

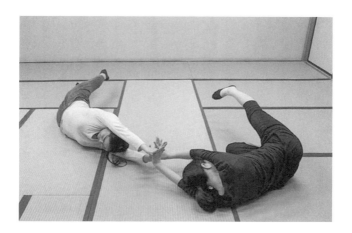

押す力を緩めずに、ゆっくりと姿勢を変えると、緊張がいろいろなところに広がっていくのがわかります。

そのまま体の動きに任せていくと、普段偏り運動によって使われていない筋肉にまで力が流れて、全身が緊張している状態になるのです。

これがその人の平均化している状態なのです。

この状態における姿勢は画像のように、一人一人で違います。普段の偏り運動が違うから、平均化している姿勢もその時、感じる場所も一人一人で違いますが、体の中は同じように平均化状態になっているのです。

お互いがこの状態になると、押し合っていた接点は、磁石でくっついているような密着感に変わっていきます。

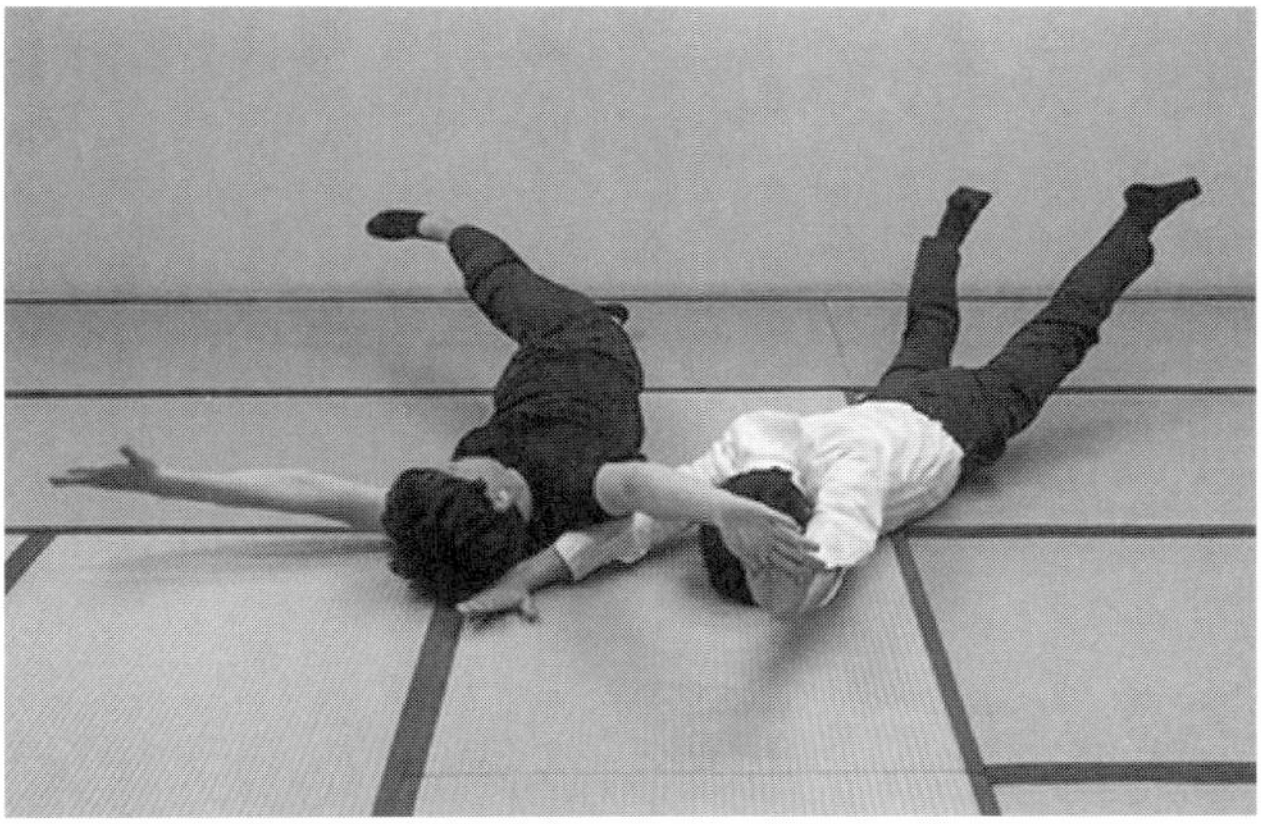

全身に緊張が分散した平均化状態。

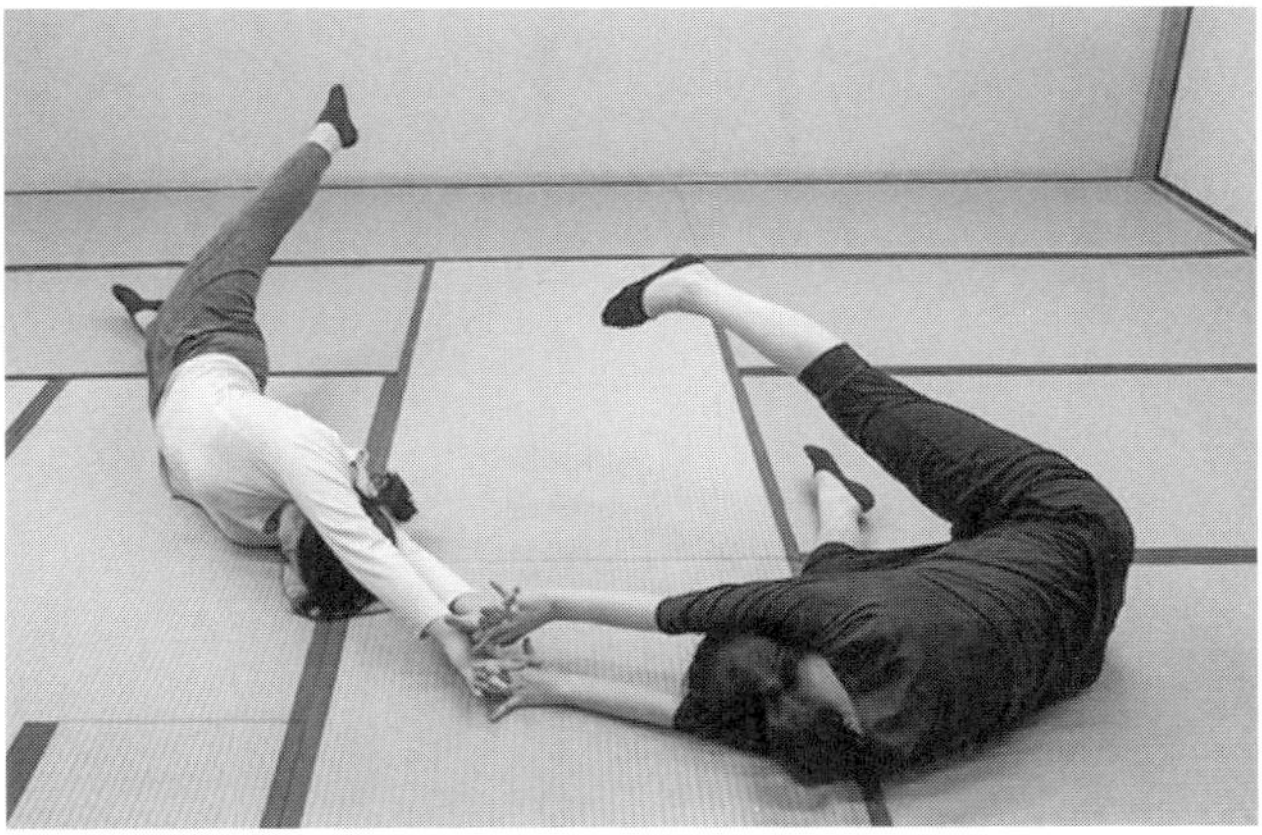

姿勢を変えながら押し合って、全身に緊張が行き渡っている平均化状態になったら、自分の体の状態を自分で感じてみます。

次に呼吸をしながらゆっくり動いてみると、全身の筋肉が連動して動くのがわかります。

ある程度、平均化状態をキープしながらゆっくりと動かしたら、徐々に体を緩めていきます。

このように平均化体操によって、全身の筋肉に緊張を行き渡らせることで、普段使っていない筋肉を自覚することができ、その筋肉を使う訓練ができるということです。

平均化訓練の実習は主に、楷、行、草という背骨の体操と、この平均化体操との、二つの側面から成り立っています。

背骨全体を動かす形や動きを意識的に学習し、背骨の運動からのアプローチで、筋肉の偏り運動を平均化させる訓練。

抵抗を使って、偏り運動を強調し、偏った緊張が自然に分散しようとする無意識の要求を引き出して、全身にくまなく緊張を行き渡らせる体操。

この二つの体操を行き来しながら、自分の体の働いていない筋肉を自覚して、その筋肉を少しづつ普段の日常動作の立ったり、歩いたりや、様々な運動の中で使っていけるようにしていきます。

ぶつかりと調和

平均化体操は手と手を合わせて押し合う、「ぶつかり」の状態から始まります。

力と力がぶつかって、接点である掌に圧力が生まれる。しかし、接点に感じるぶつかりの原因は互いの体にあります。

肩や腕、腰など人によって様々ですが、体の中の部分に偏った緊張が、ぶつかりを作っているのです。

その証拠に、姿勢を変えて偏った緊張が分散しはじめると、掌のぶつかりが少なくなる感じがします。それは押し合っている力を、より広い筋肉で受け止めるようになったからなのです。

それでも押し続けようとしていくと、相互に運動が始まり、さらに体の中に力が流れてくる。

そして、全身に緊張が行き渡ると、ぶつかりはなくなって、磁石でくっついているような接点になります。

ぶつかっている状態と、磁石で密着している状態は、力の働いている方向が違っています。

ぶつかりは対立方向に力が働いていますが、平均化状態での密着感は、互いを引きつけ合う力であり、体操がうまくいけばいくほど、ぴったりと接点が密着します。そして体操自体にも繋がりが生まれて、自然に互いの体操を手伝い合っているような状態になるのです。

もちろん、体操を行う上では、互いにそうなろうと意図を持ってやる必要はありません。ただ、本気でギューッと押し合って、姿勢を変える。

あとは自動的に体が動いていくので、その動きに従うだけでよいのです。

時々、力を出すのを怖がってしまう人がいます。押し合って相手が姿勢を変え始めると、自分もそれにつられて変化せざるを得なくなる。そのつられて自動的に動く感じに任せるのが怖くて、すっと力を抜いてしまうのです。

力を抜けば、相手との関係が途切れて、自分の姿勢を変える必要がなくなるからです。しかし当然ながら、平均化体操ができずに終わってしまいます。

相手に対して力を出し続けるというのは、相手とのつながりを保つということです。相手とつながるからこそ生まれてくる自分の運動があり、その運動を引き出して感じることが平均化体操なのです。

ですから平均化体操のコツは、その「つられてしまう動き」にあえて任せていくことであり、その体の自動的な運動が、互いを平均化状態に導いてくれる。

押し合うことによって偏り緊張が強調され、体には不快な力感が生まれます。しかし、体には不快なぶつかりを、より快適な状態に持っていきたい本能的な要求、言い換えれば、偏りを分散して平均化しようとする要求があるのです。

その要求が働くから、体が自動的に動き出すような感覚があり、その動きに抵抗せず、あえて任せていくことで、全身に緊張が行き渡る平均化状態になるのです。

ですから、このぶつかり状態を強くして、耐えるほど、姿勢を変えた後の運動の勢いが増します。水圧をいっぱいまで高めてからダムを開けるようなものです。

そのように平均化体操は、体に本来備わっている、バランスを保とうとする無意識の要求を、意識的に引き出して、体操に活用しているのです。

ぶつかり状態を作って、少しだけきっかけ（姿勢を少し動かす）を与えてあげれば、その要求が働いて、自然に姿勢が変わっていく。途中で力を抜かないようにするのは、その要求を働かせ続けるためでもあります。

そして、姿勢が全身緊張にまで達した時に、掌には心地よい密着感が生まれる。もし、掌にぶつかりが残っていたら、互いにもう一息、姿勢を変えて、分散しなければならないということです。

ぶつかりは必ず、双方で作っています。同じ要素を持っているから、ぶつかるのです。平均化体操の場合、その同じ要素とは、体の中の偏り緊張です。

だから、押す力を引っ込めない限りは、どちらかが平均化したら、必ずもう片方も平均化する。片方が平均化しているのに、もう片方が偏り緊張を保持しようとしたら、力を抜くか、手を離すか、どちらにしても分離するしかないのです。

もし同じ要素や波長を持っている者同士が接点を持つことを「同調」と言うならば、喧嘩も一つの同調なのです。もちろん調和している状態も同調です。

そういう意味では、同調には、ぶつかり合う同調と調和的な同調の二種類があると言えるでしょう。どちらも接点を持ち、互いにコミュニケーションをしているのです。

そのように平均化体操は、私たちのコミュニケーションの仕組みを、そして、ぶつかる同調から平均化同調への移行の仕方を、体操を通して示していると言ってもいいかもしれません。

輪になって行う平均化体操

平均化体操は何人でも一緒に行うことができます。

まずみんなで輪を作り、隣の人と手を合わせます。あとは二人の時と同じ要領で、押し合って掌に圧をつくりながら姿勢を変えていきます。

最初に押し始めるタイミングをみんなで揃えるようにしましょう。

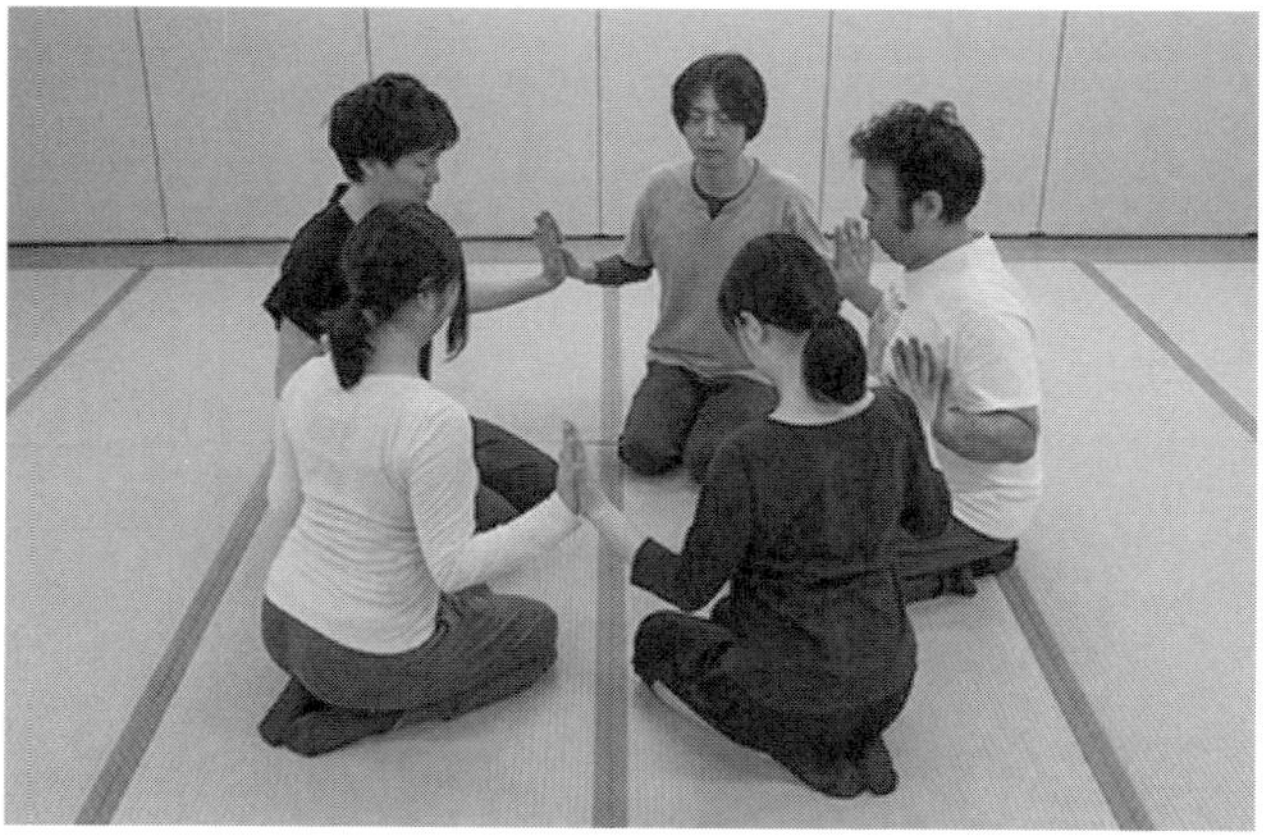

①

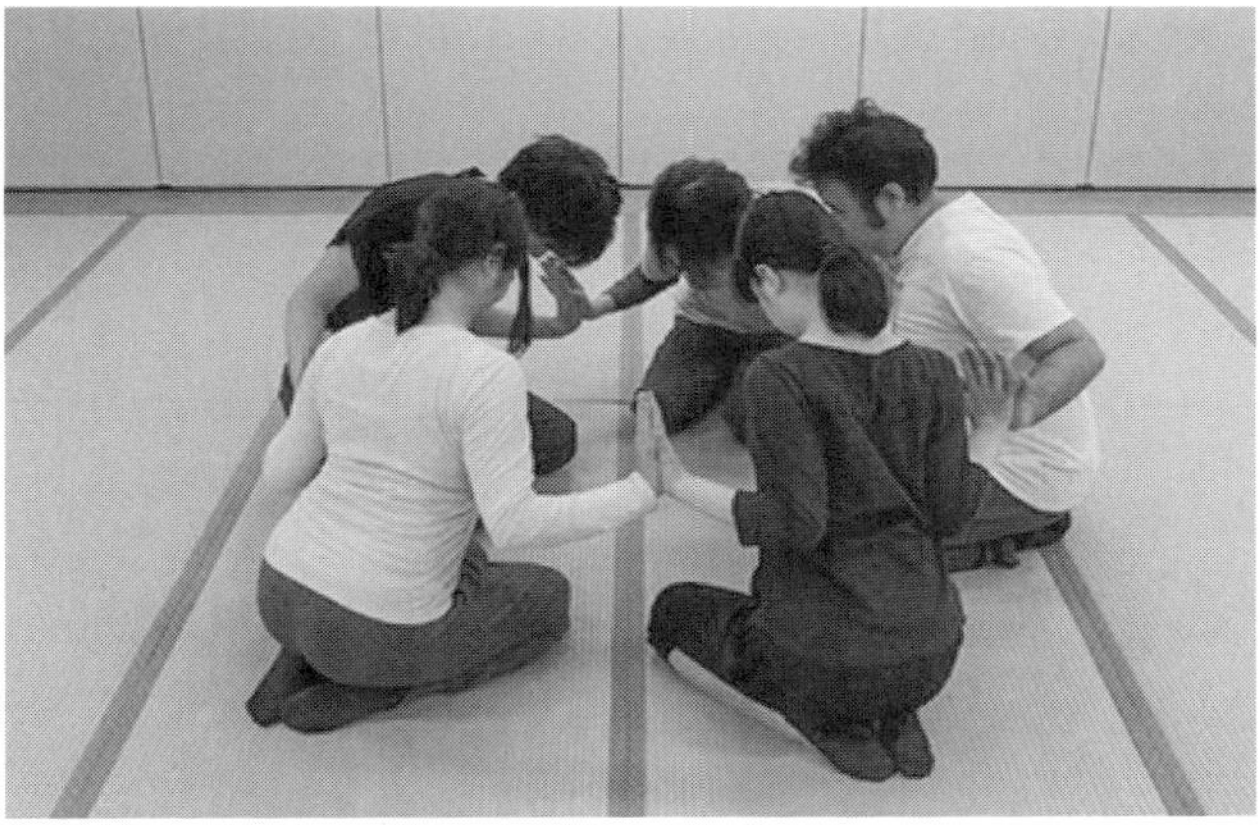

②

力を左右に押し出すように、互いの掌に圧をつくる。

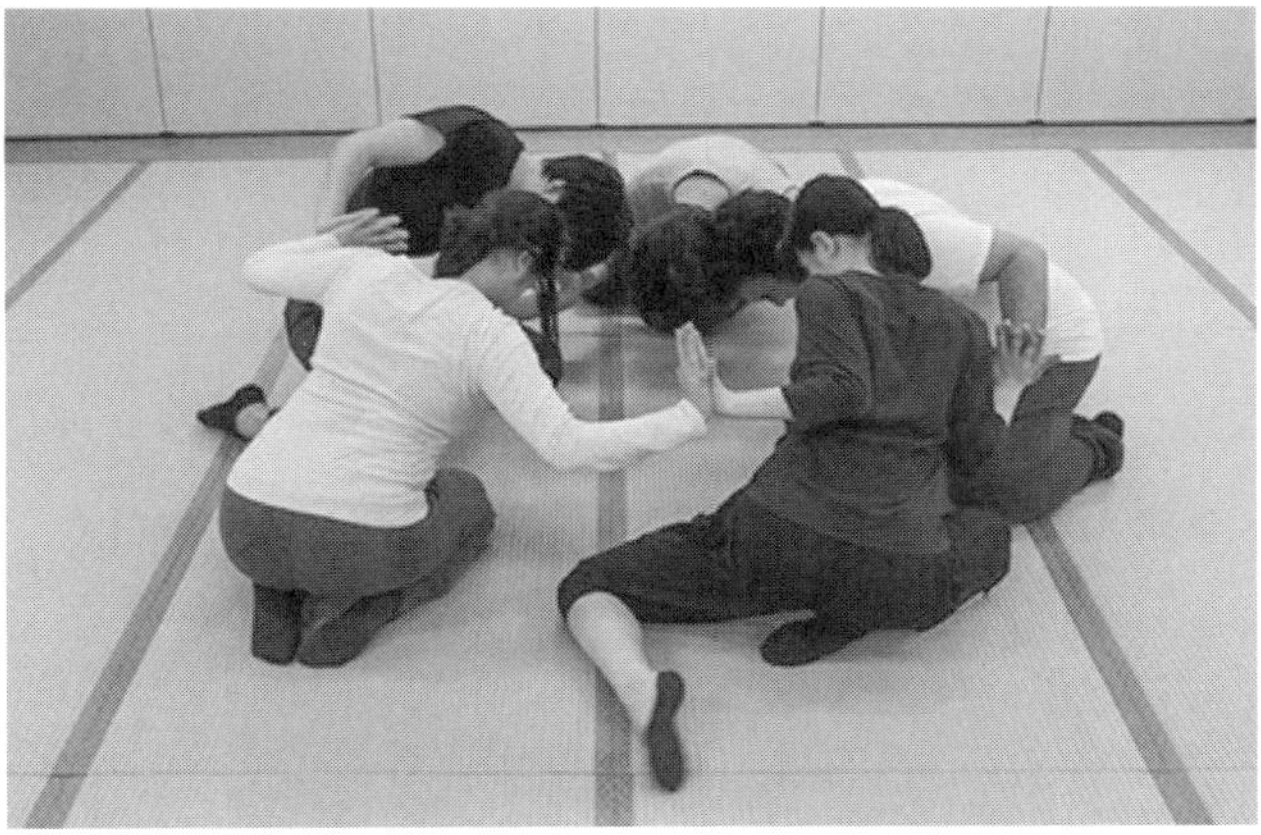

③

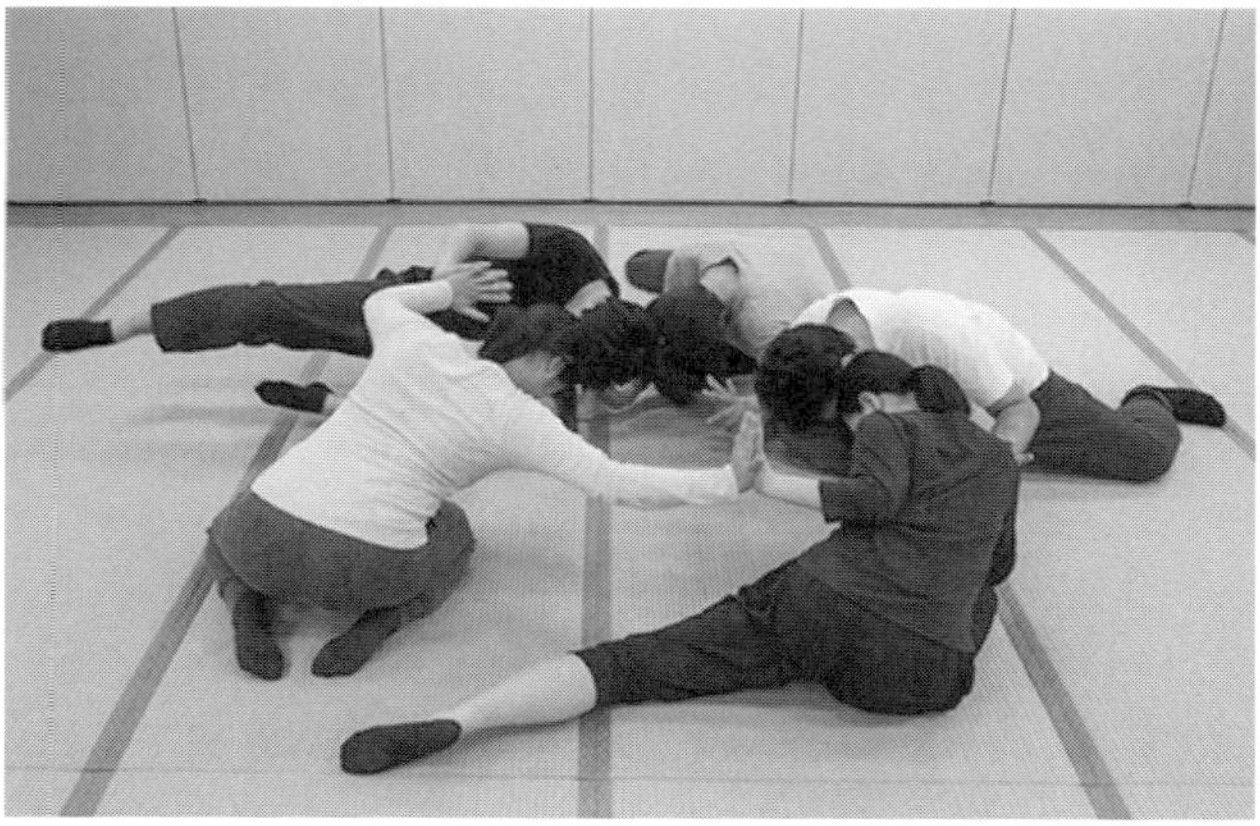

④

足を滑らせて姿勢を崩していく。

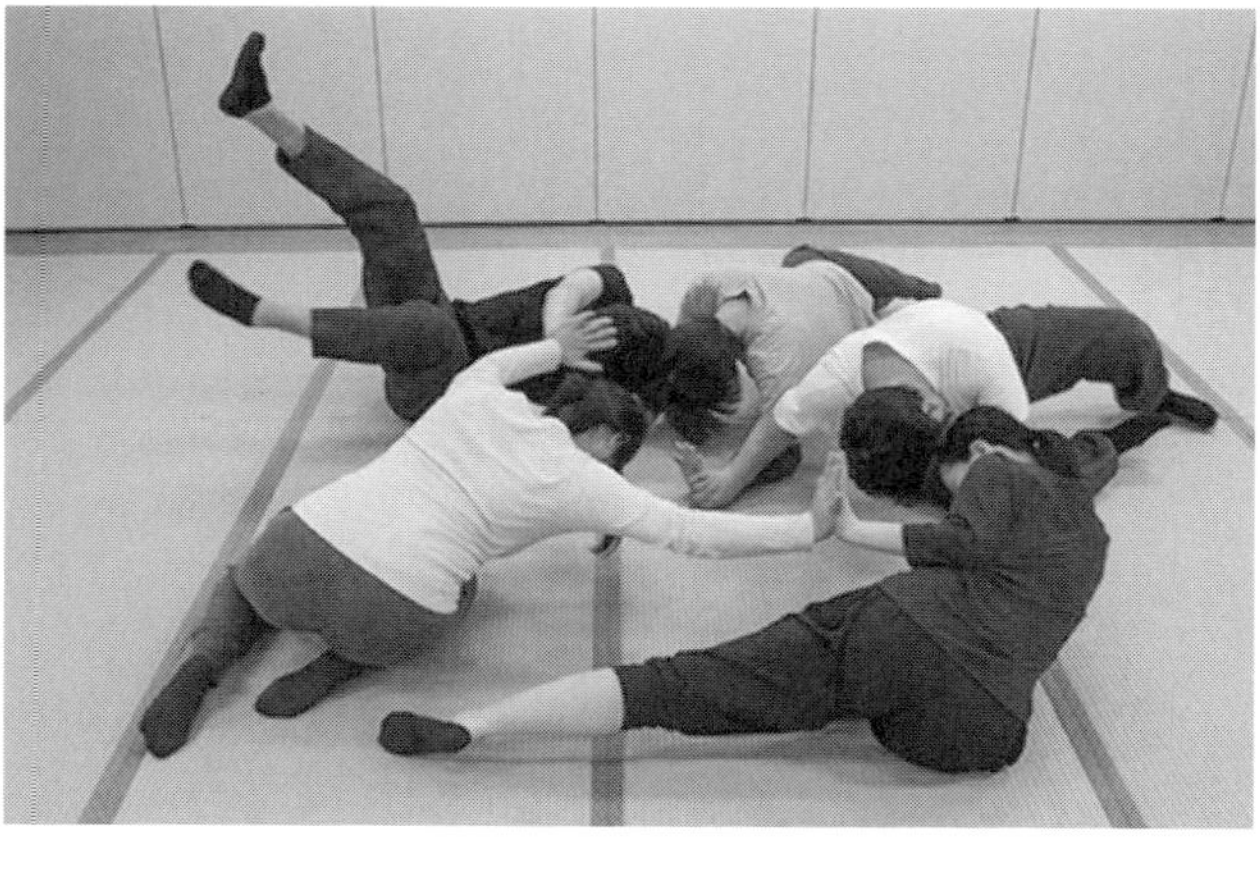

⑤

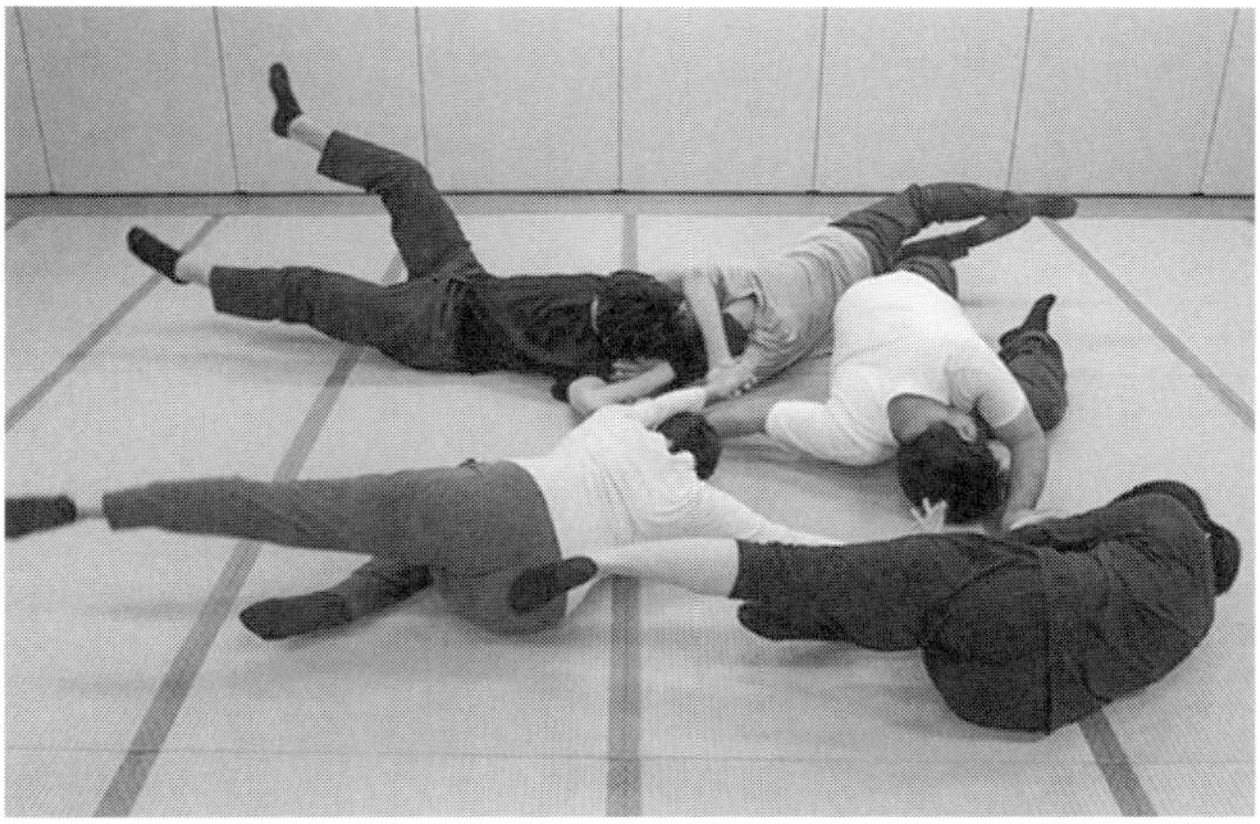
⑥

体が自然に動くのに任せる。

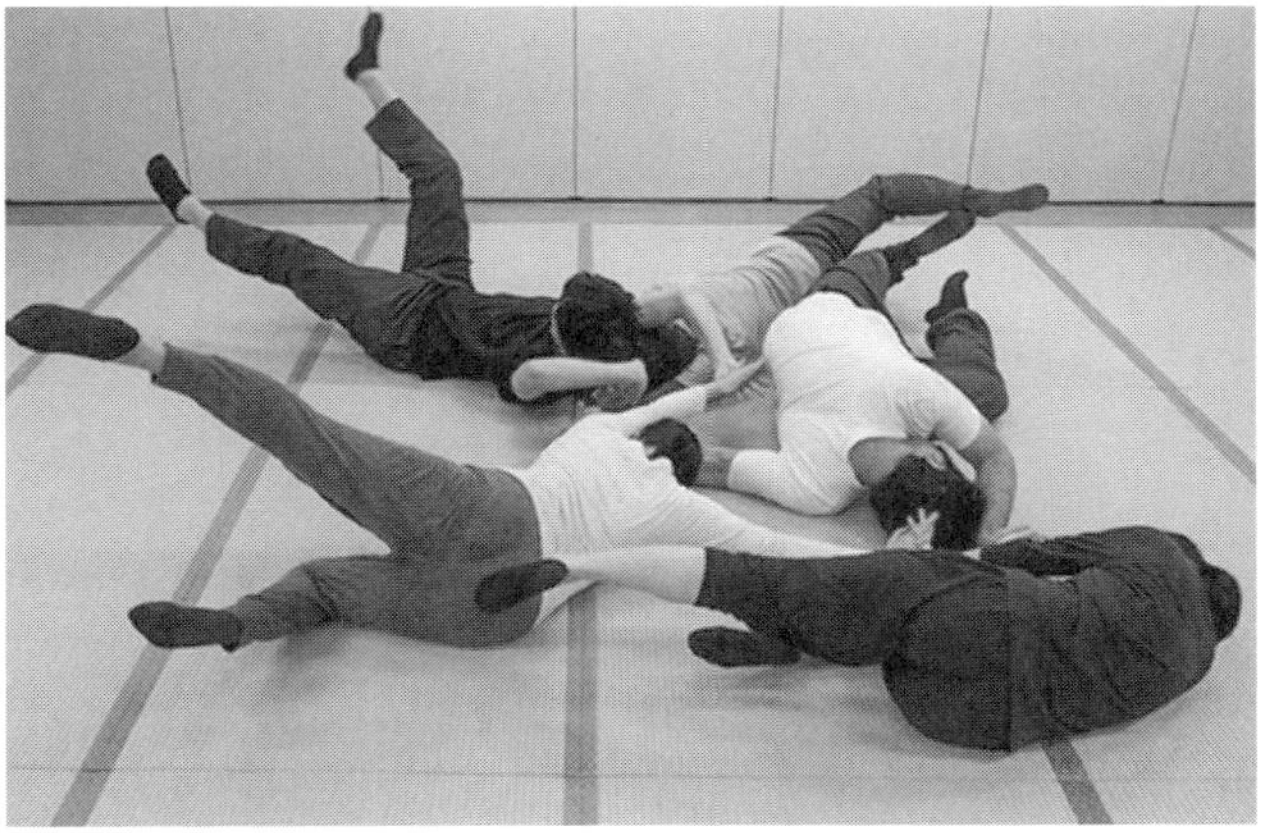
⑦

二人で行う時はどうしても前の方向に力を出すことになりますが、輪になると、左右に力を出すことになり、相手にもたれかかる要素がなくなって、純粋に筋肉自体の力で押すことになるため、体操がやりやすいのです。

また、人数が増えるほどに、流れる力＝エネルギーが増えるので、二人で行って、なかなかうまくいかなかった人も、四、五人で輪になってやるとすぐできる、ということがよくあります。

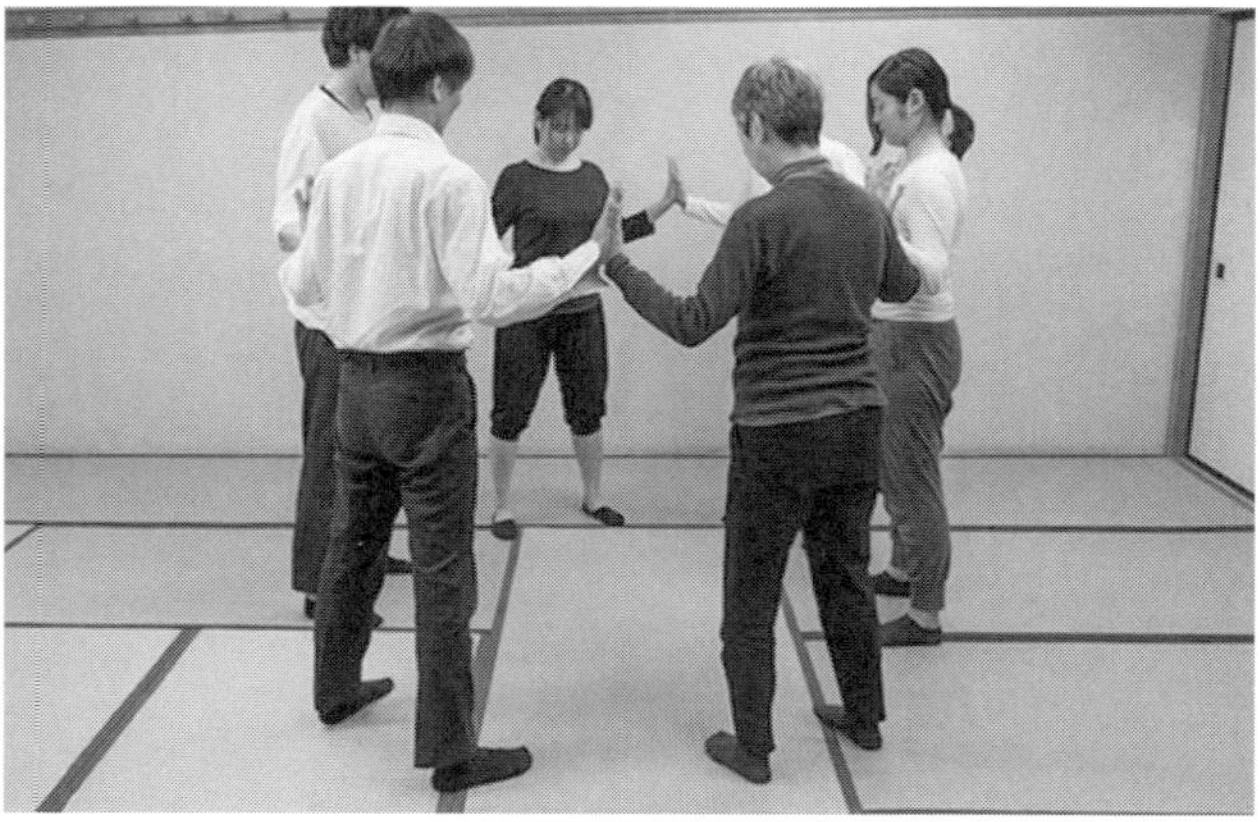

①

立って行なう。

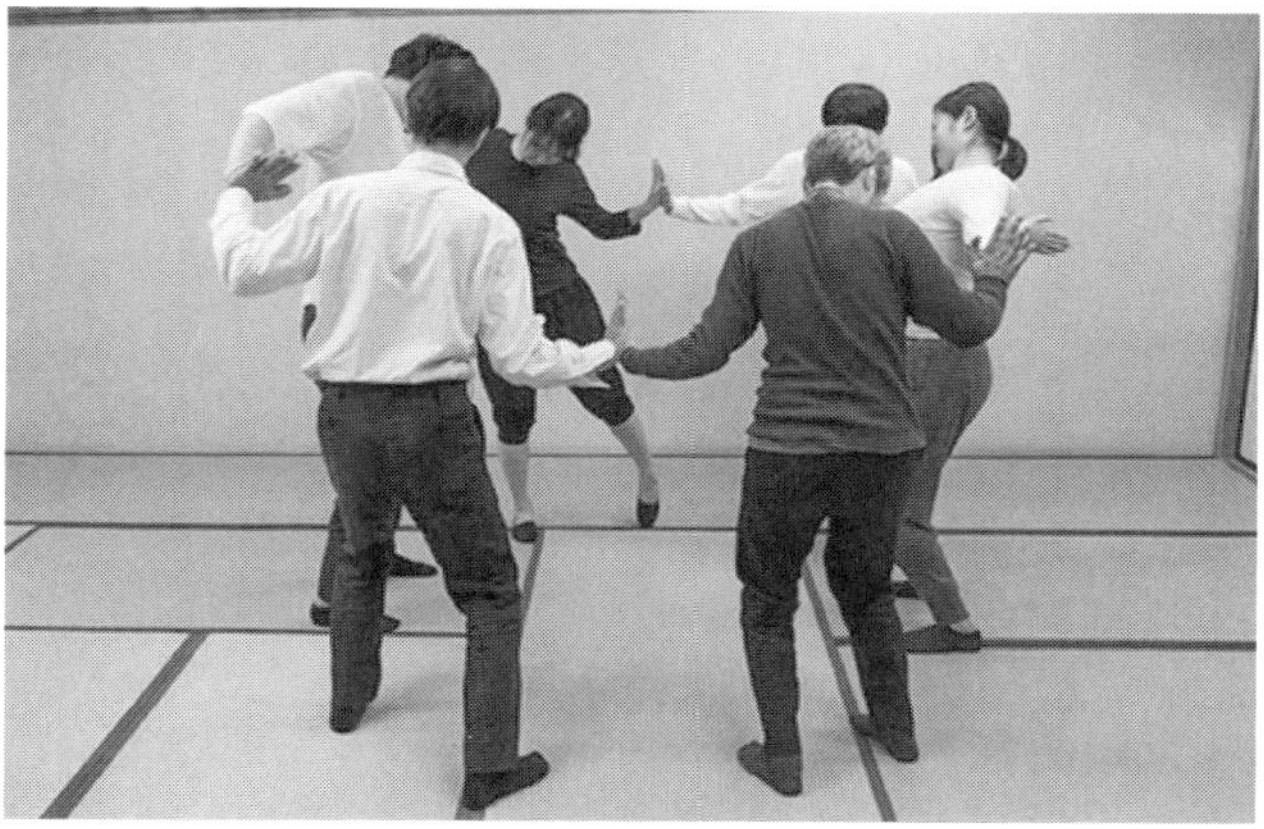

②

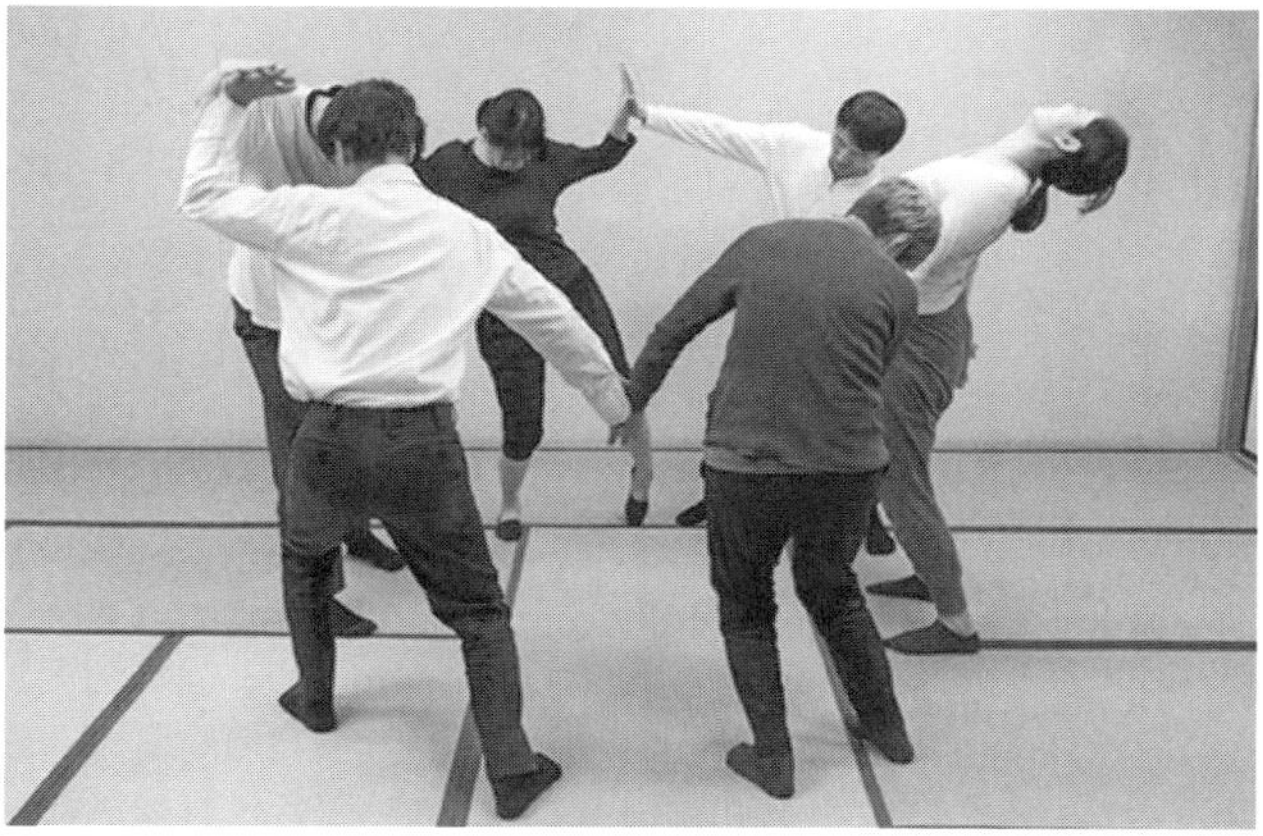

③

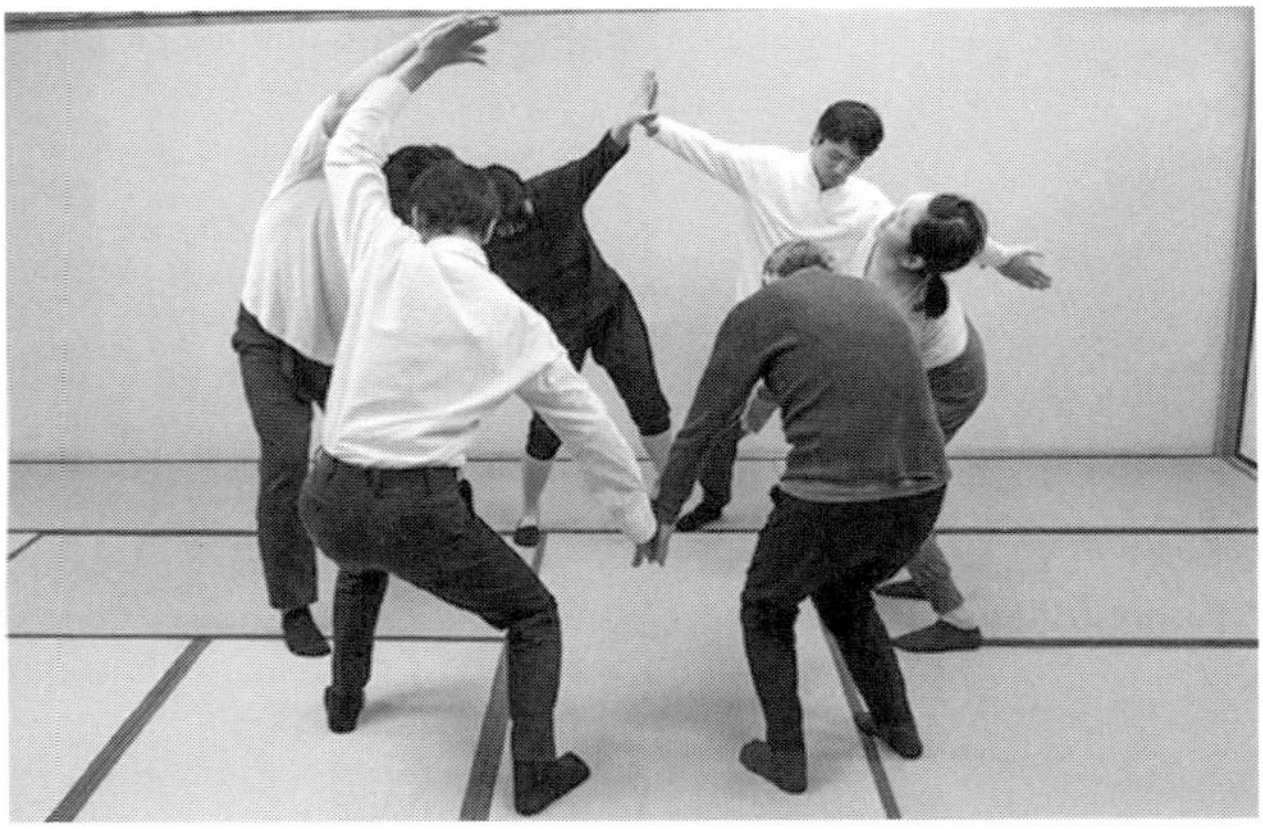

④

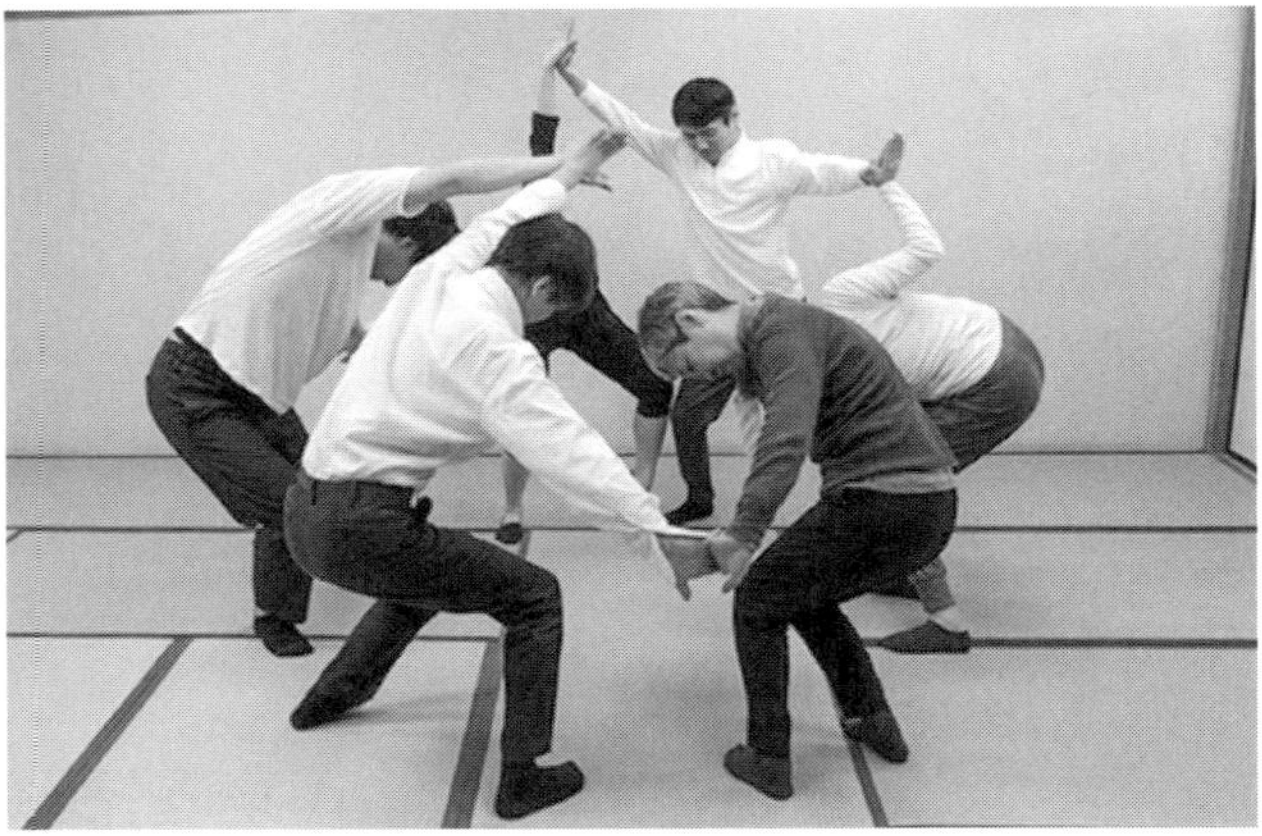

⑤

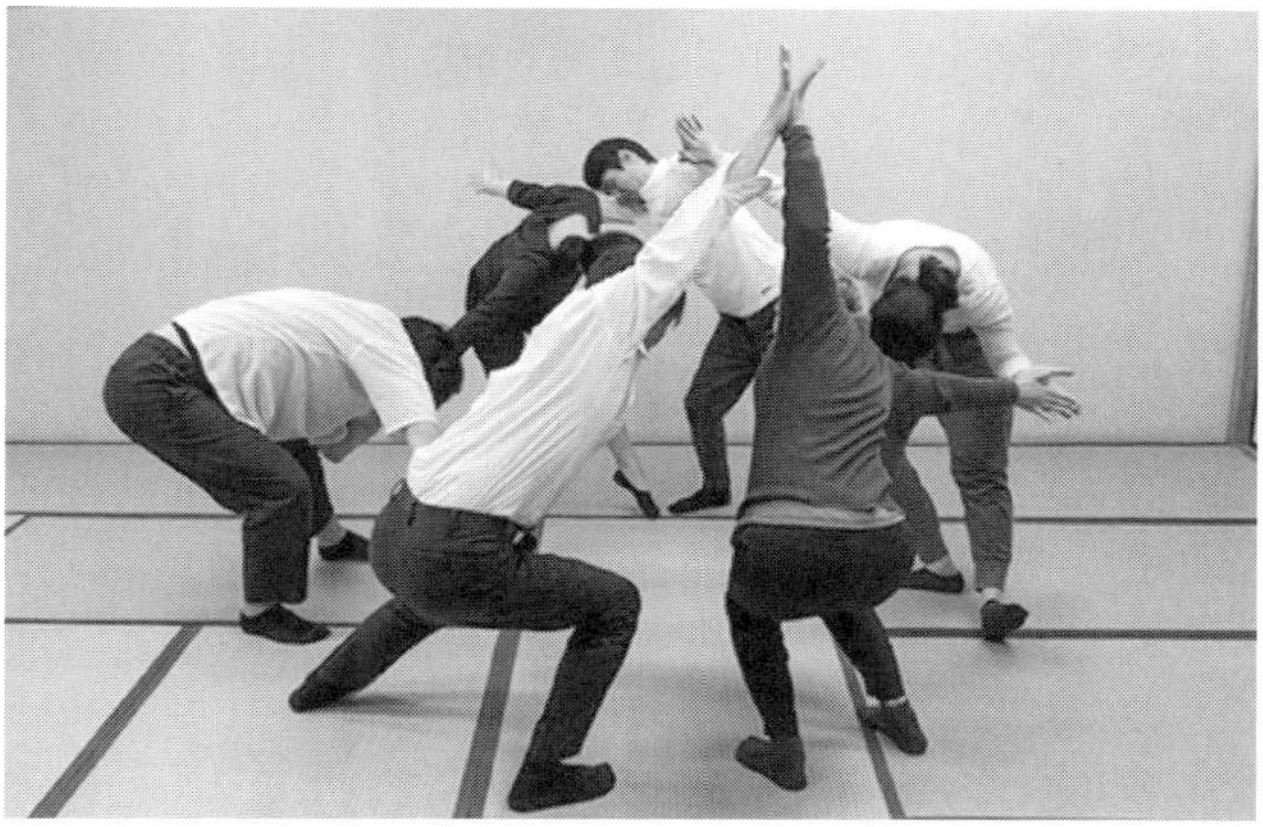
⑥

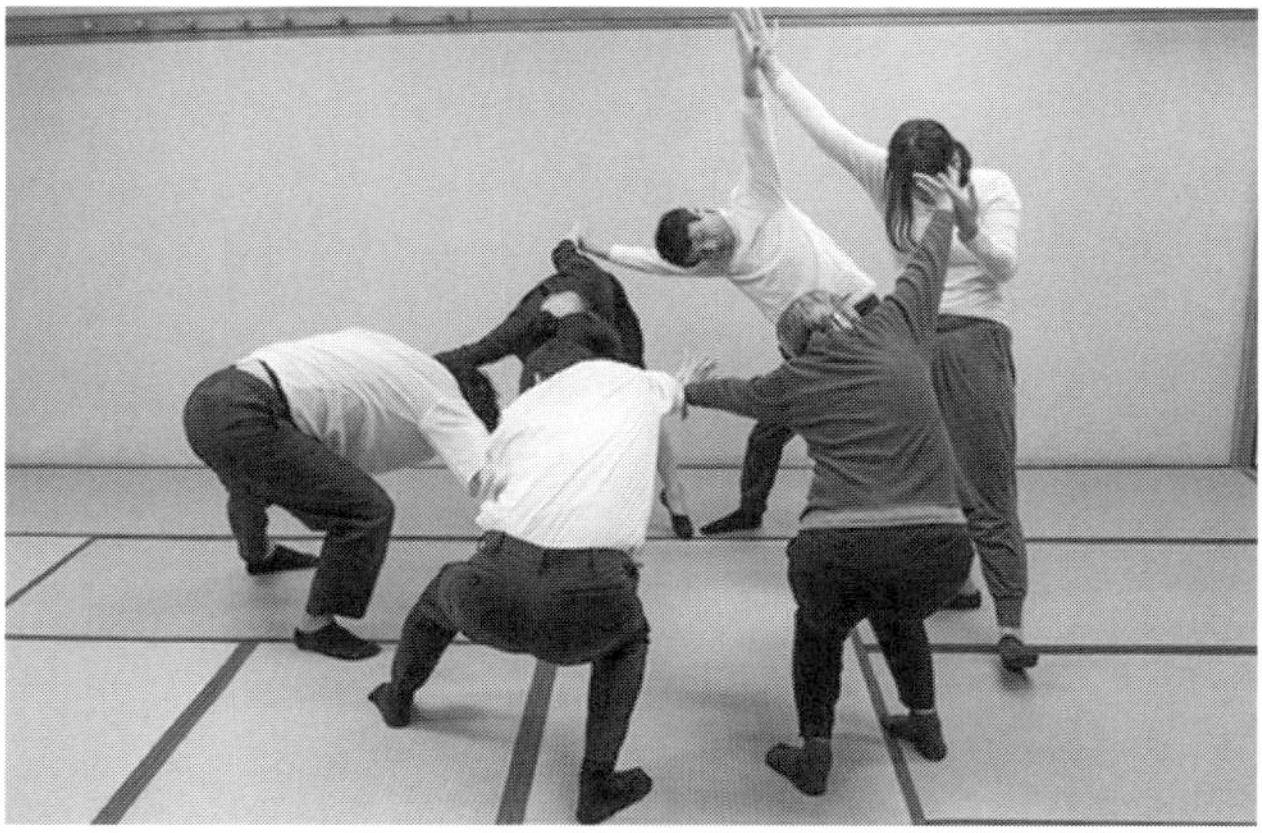
⑦

複数の平均化体操の面白いところは、みな違う姿勢をとっているのに、それがパズルのピースのようにかみ合って、つながっていくことです。

ある場所の接点が離れても、自然と別の接点が生まれたり、一度、輪から離れた人も、しばらくすると、また自然に繋がったりと、微かな磁力が働いているように、体操が繋がっていくのです。

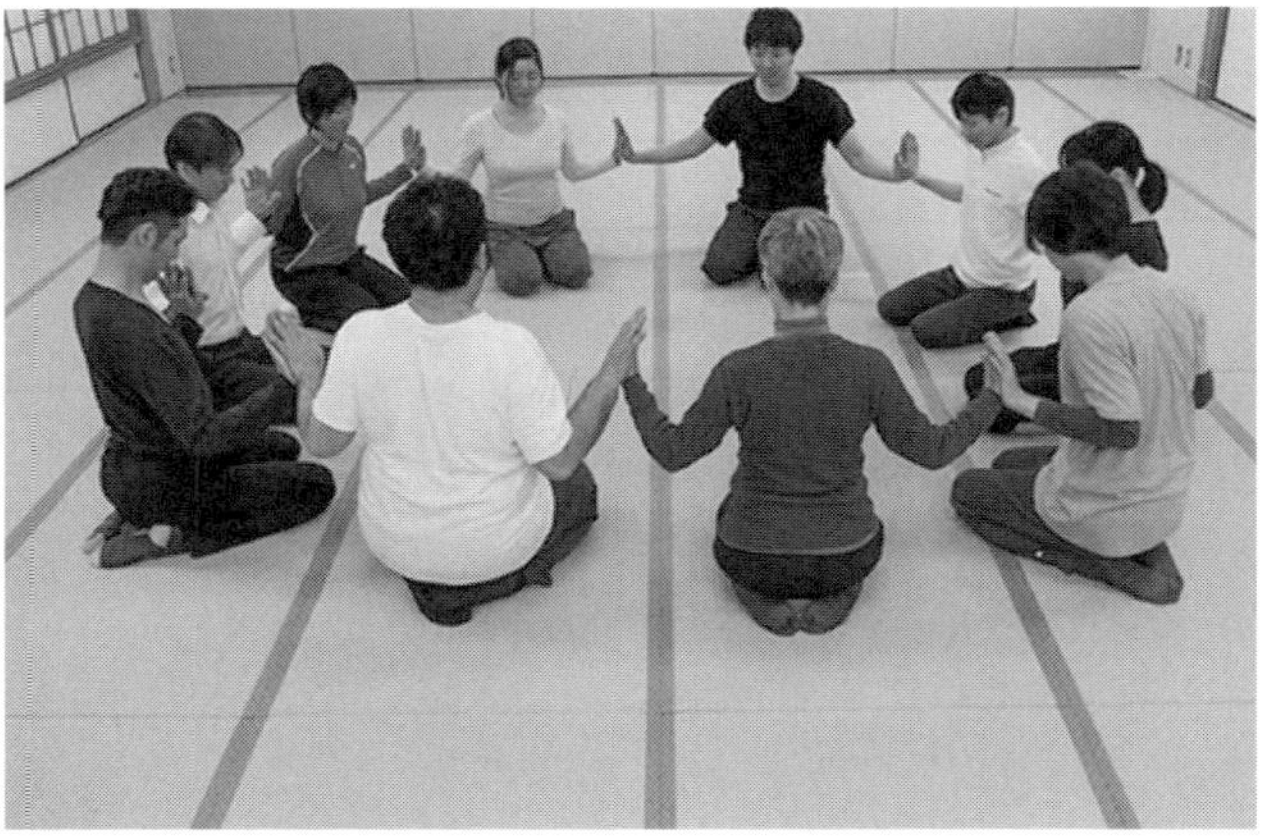

①

10 人の輪になって。

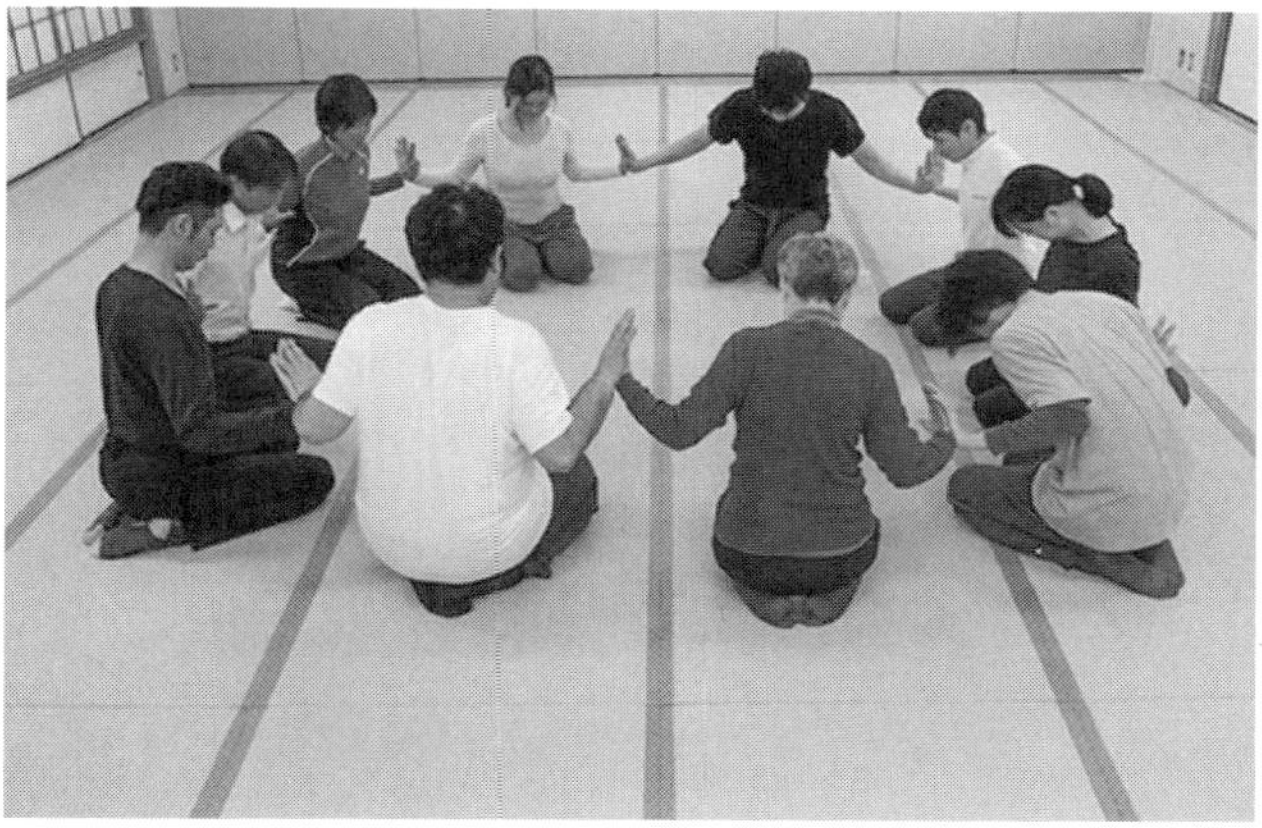

②

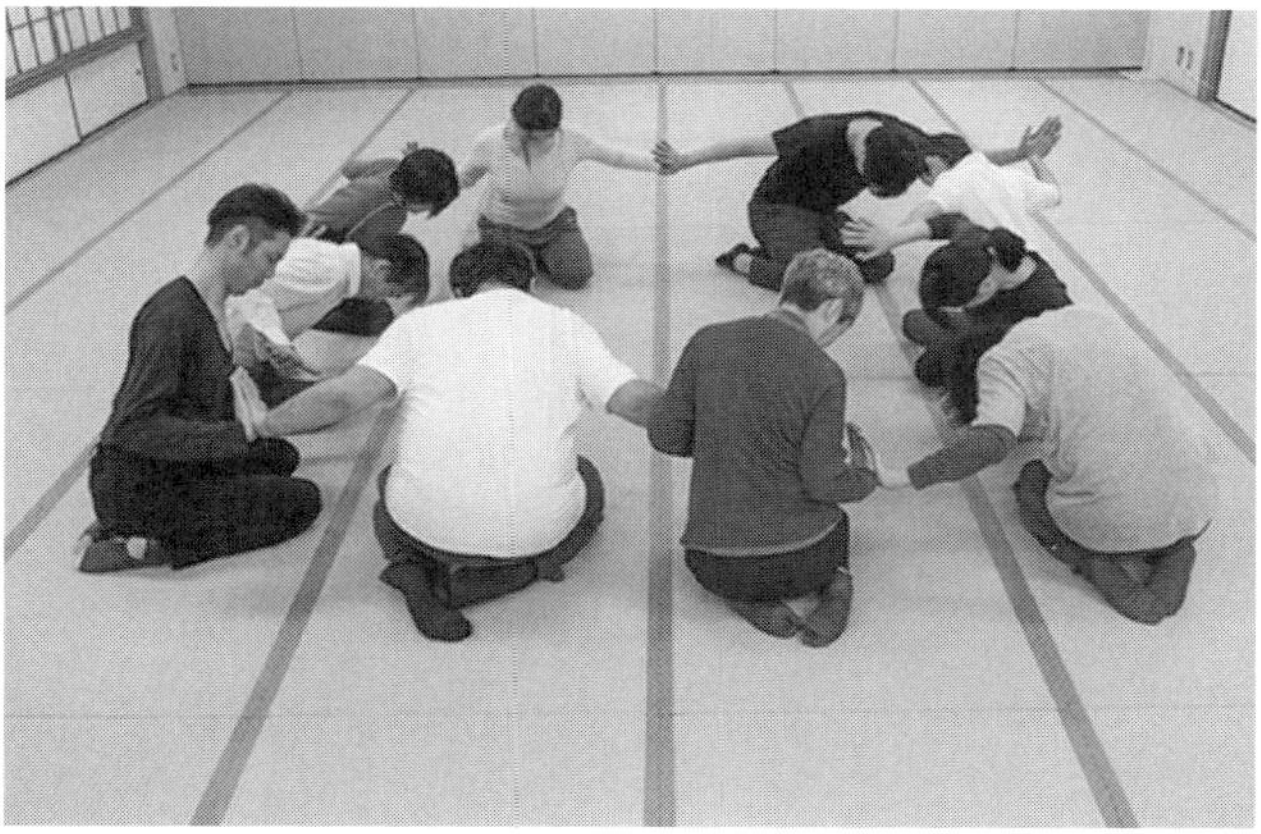

③

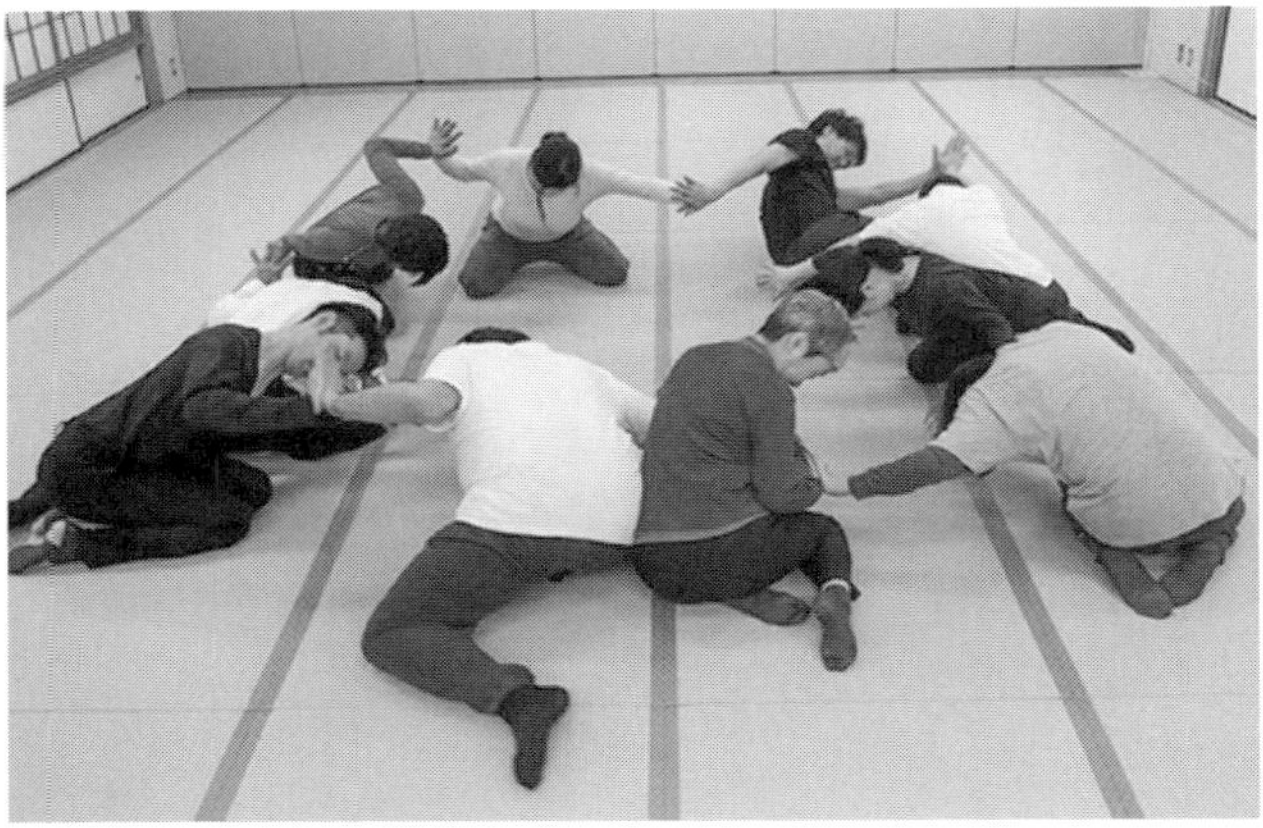

④

誰一人同じ動きにならず、それぞれの姿勢に変化していく。

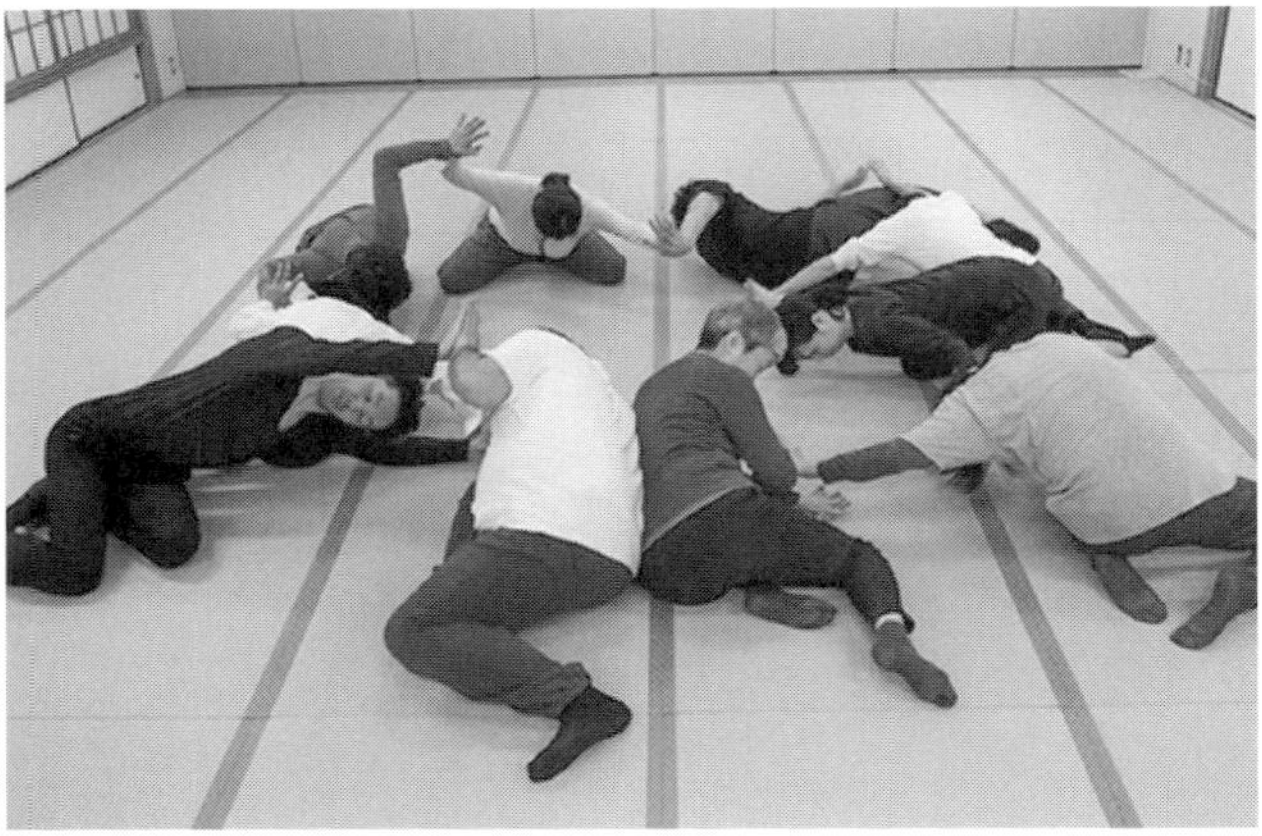

⑤

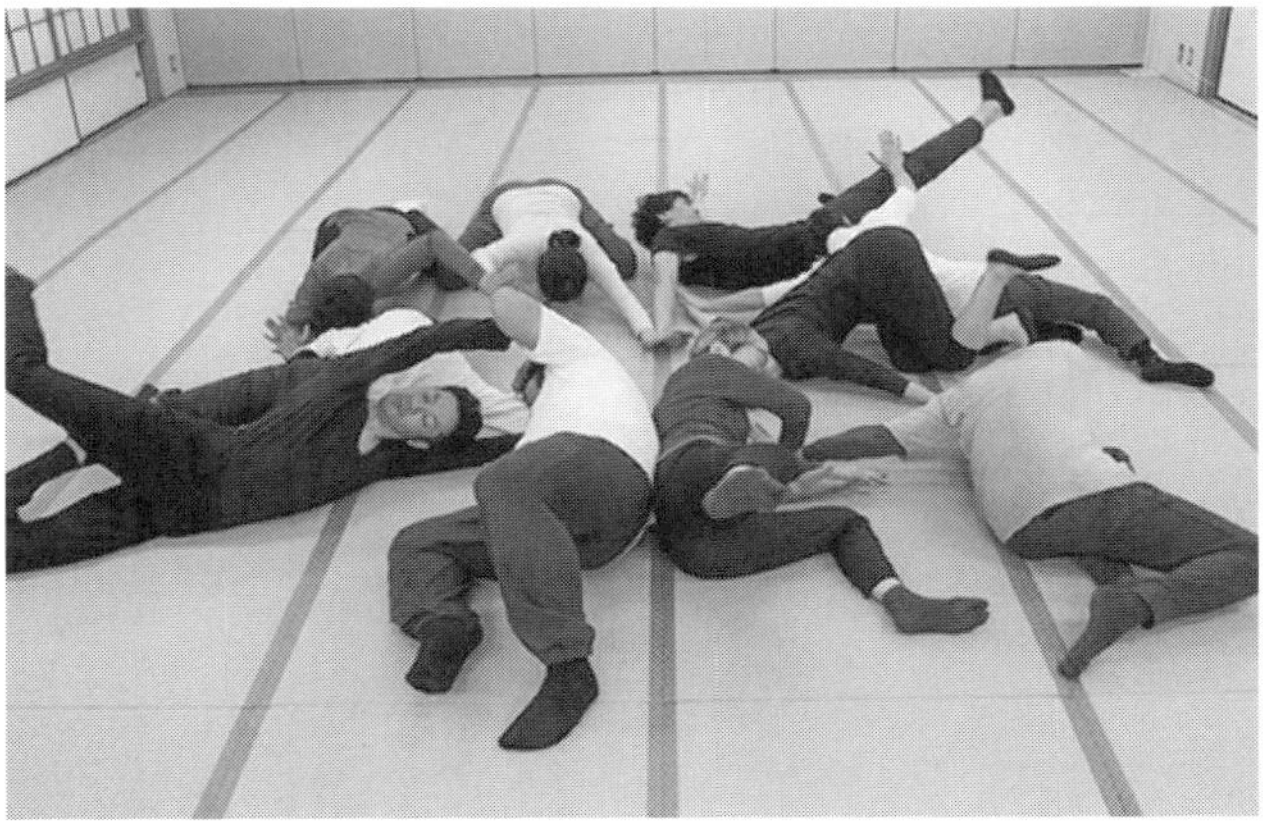

⑥

まるでパズルのピースが合わさるように、互いがつながっていく。

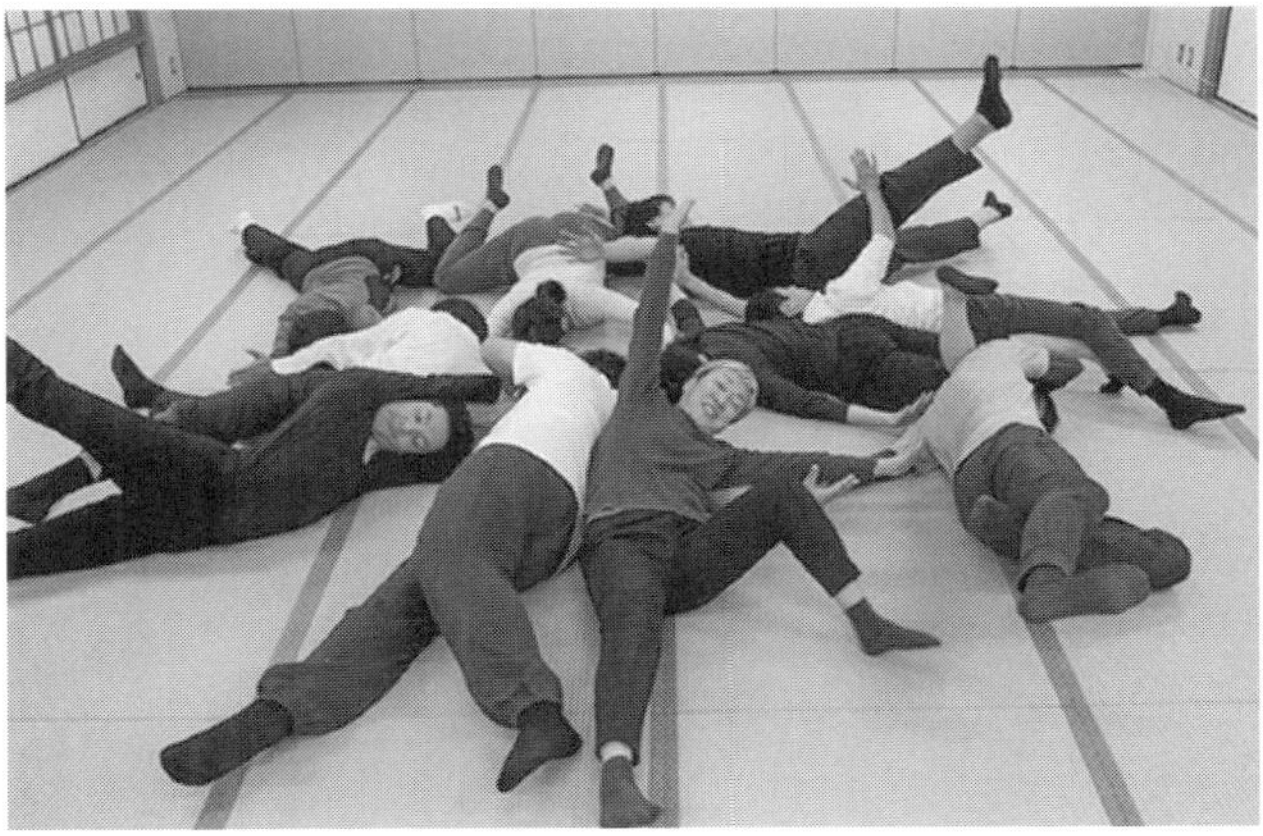

⑦

そして、一人が変化すると、その変化が連鎖して周りの人に伝わっていくので、みんなの体操が一つの生き物のようになって、一緒に動くことができる。

この状態は、テンセグリティ模型を連想させます。テンセグリティはバックミンスター・フラーという人が考えついたコンセプトですが、日本語では、張力構造体と訳されます。

これは、圧縮材であるスティック状のものと、弾力材としてのゴムを繋ぎ合わせて、一定のテンションで張り合っているように構成されています。

棒とゴムが単体なら何も力を発しませんが、均等に張って、つり合っている状態になると、相当な圧力に耐えられる構造体になります。

それは、均等にテンションがつり合うことによって生まれる、構造の力と言ってもよいでしょう。

平均化体操はまさにこのコンセプトを人間の体を通して表しているようなもので

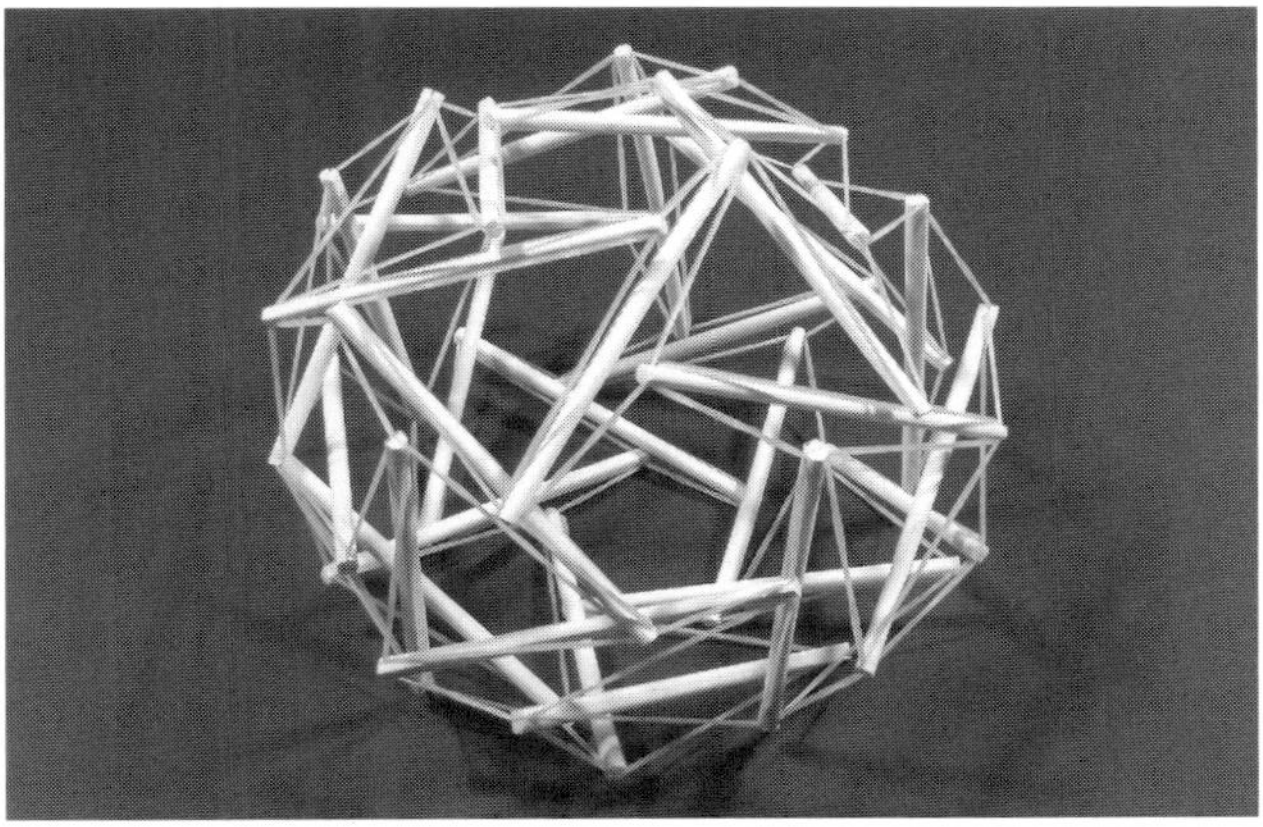

す。スティック状の骨と弾力性のある筋肉が私たちの体を精妙に構成しています。

平均化体操の状態は、体の中でバラバラだった棒と輪ゴムが、平均的に張り合って構成された、この模型の状態と同じなのです。

また、この輪になって複数で行う平均化体操は、一人一人が一つ一つのピースとなって、テンセグリティ模型を構成しているように見えます。

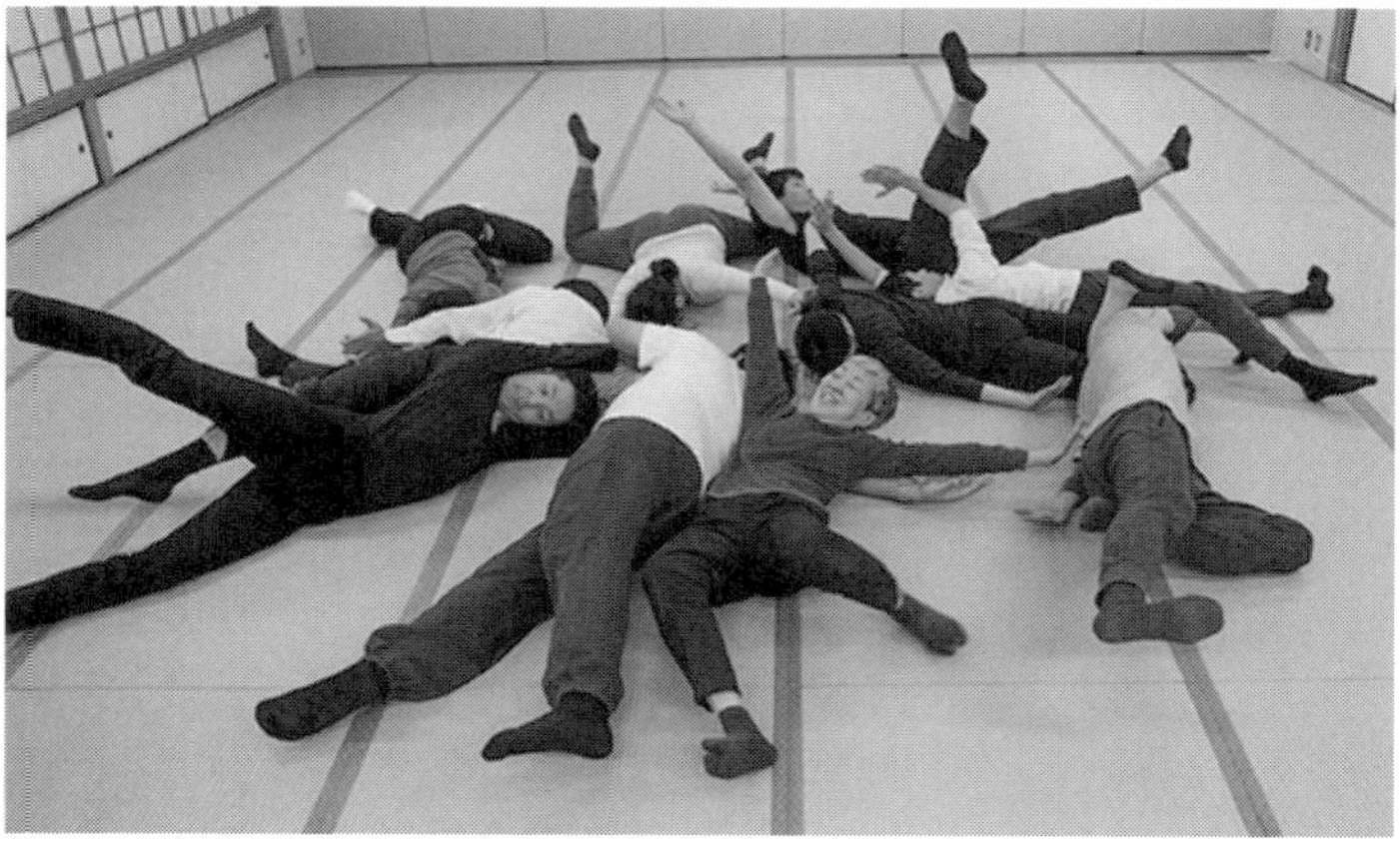

⑧

負荷の受け止め方

私たちは体を持って生きているので、生命であると同時に物理的なものでもあり、物理の法則に支配されています。

普段はあまり意識していませんが、地球にいる以上は重力が働いていて、起きている時も寝ている時も、体はいつでも重力の負荷を受け止めています。

宇宙飛行士が無重力空間で一定期間を過ごしていると、筋肉が痩せてくるのだそうですが、それは、重力の負荷がなくなったことで、筋肉が働かなくなるからです。

その点、重力というものは、体を保つ上でとても重要な役割を果たしており、体の姿勢や筋肉の働き方が、その受け止め方と関わっているのです。

たとえば、たいていのトンネルは半円ですが、それは上から下に向かってかかっている重力をきれいに分散するための形です。

もし、その半円が歪んでいて、負荷がある場所に集中するような形であれば、一定の時間が経つとその場所から亀裂が入り、壊れてしまうでしょう。

私たちの背骨は、もしそれが正しい位置にあるのなら、きれいにS字にカーブをしているのですが、それはまさにトンネルが半円であることと同じで、人間が四足歩行から立ち上がって、二足歩行になった時、重力を最も合理的に受け止める形だったのです。

しかし、偏り運動によって姿勢が少しづつ歪み、本来のS字カーブから離れていくと、背骨のどこかに負荷が集中する場所ができてしまいます。

このことは何か重みのあるものを持つとよくわかります。たとえば、私たちが荷物を持つと、偏り運動によって体の中の強い筋肉が真っ先に働いて、その負荷を受け止めます。これは普段の持ち方です。

そこから、平均化体操と同じように、重さを感じたまま、力が入っているところが抜けるように、少しづつ姿勢を動かしていくと、負荷を受け止めている場所が移動していきます。

そうすると、普段使われていない筋肉にその重さが流れてくる感覚が出てきます。

少し繊細な感覚を使いますが、平均化体操で眠らせている筋肉の場所がわかると、このことは容易にできるようになります。

軽めのダンベルでも、ペットボトルでも、自分がやりやすい重さを使って、一人で行う平均化体操のやり方と言えるでしょう。

平均化訓練は、負荷や刺激に対する、体の無意識的な受け止め方を意識化し、負荷を活かす方法とも言えます。

II

強調される偏り運動

偏り運動というのは、簡単にいうと、ある場所に力を入れすぎる癖なのですが、体の筋肉の働き自体にほとんど無自覚なので、普段はあまり気づきません。ところが、体や心に何らかの負荷がかかった時には、この偏り運動は色濃く表れます。

例えば、普段はきちんとした姿勢で悠々としていたとしても、人前でスピーチするとか、スポーツの試合とか、何か緊張する場面になると、途端に肩に力が入ってきたりする。

どういう事柄が負荷になるかは人によって違いますが、そうなってしまうと普段ならスラスラできることも、急にぎこちなくなってしまう。

それは、平均化体操で最初に押し合って姿勢を変える前の状態と同じで、普段のその人の偏り運動が、プレッシャーによって強調されたのです。

そういうあがってしまっているような時に、落ち着けと自分に言い聞かせたり、体を緩めようとしても、かえって緊張してきてしまうということは、誰でも体験があると思います。

ノイズキャンセリングという機能がついたイヤフォンがあります。

それは飛行機内などの、ノイズが大きい環境で、その機能がついているイヤフォンをつけるとノイズがなくなって静かになる。

そのノイズをなくす方法がとてもユニークです。

ノイズは一種の音であり、波形なので、そのノイズをちょうど打ち消す、反対の波形の音波をそこに加えるのです。そうすると、ノイズが打ち消しあってしまう。ある意味ではノイズを加えることで、ノイズを消しているのです。

これが平均化訓練の考えに似ています。緊張しているものを緩めようとするのではなく、その緊張を打ち消すような、もう一つの緊張を加えるのです。つまり抜けているところに力を入れる。そうすると、過剰に緊張していたところは緩み、偏りがフラットになるのです。

無意識に起きている緊張を意思によって緩めることは難しくとも、抜けているところに力を入れることは、自分の意思でできます。平均化体操の体験によって、体の中の力が入らない筋肉がわかれば、そこに力を入れることで、力んでいる場所は緩んできます。

そして、その力の入らない筋肉が強くなり、意識しないでも普段の運動に動員されてくるようになれば、何かプレッシャーや負荷がかかる場面においても、あがってしまうようなことが少なくなって、自然体でその場に臨むことができるようになります。

偏り運動と精神の関わり

無意識の偏り運動は私たちの精神活動や思考にも深く関わっています。

おそらく、体の運動が心にも関係しているということは、多くの人が体験を通して理解していると思います。

楽しい時には足取りは軽いし、がっかりした時は少し体が重く感じるでしょう。不安になると心臓がドキドキします。

日本語には、腹が立つ、肩を怒らせる、ヘソを曲げる、がっかりして肩を落とす、腰抜け、など、心や感情の状態を体の部位を使って表しているものが多くあります。

子供達でも、頼まれごとで出かける時と、遊びに行く時では動きが違うし、明るい顔をしていた人の後ろ姿を見たら背中が寂しそうだったとか、人間の心、つまり内面の状態は、いつでも体の姿勢や運動に現れてくるのです。

では、この偏り運動は、心にどのような影響があるのでしょうか。

ここで言っている、心、というのは、感受性と言ってもよいです。感受性というのは、刺激の受け止め方と、リアクションのことです。

体の筋肉がいちいち意識しないで反応しているように、私たちの心の働き方も、全ての刺激に対していちいち、こういう反応をしよう、こういう受け止め方をしよう、と意識的に行っているわけではありません。

もしそれができたら、何が起きても焦らないでいよう、誰と会ってもいつも平常心で穏やかでいよう、と思ったら、そうできるはずです。
ところが、なかなかそういうわけにはいきません。

つい何かあると頭で考えて不安になってしまう、お腹が空くとついイライラする、損することに過剰に反応してしまう、つい勝ち負けにこだわってしまう、物に執着してなかなか捨てられない、など、いつも、つい、を繰り返している、物事の受け止め方＝感受性の傾向が、体の無意識の偏り運動に関係しているのです。それは感受性の偏り傾向と言ってもいいでしょう。

そして、偏り運動が繰り返され、偏り疲労となり、それが緩まなくなることで、さらにその感受性の偏り傾向も強くなってくるのです。

たとえば、慎重に物事を考える人がいたとします。ところが、その人の疲労がある場所に溜まって、偏り運動が濃くなっていくにつれ、慎重を通り越して、臆病というレベルまで行ってしまい、何をするにも不安で、一切行動ができなくなってしまう。

反対に、行動力がある人が、偏り運動が濃くなることで、何でもかんでもやたらと行動し過ぎて、失敗してしまったり、意志の強い人が、偏りが濃くなると、剛情になって、人の意見を全く聞けなくなったりする。

そういう現象は、体のある場所が緊張し過ぎて緩まなくなっているために引き起こされているものなのです。
だから、何かしらで発散してその場所が緩むと、途端に普段の冷静さを取り戻すのですが、偏り運動の傾向が変わらない限りは、また少しづつその傾向が積み上げられ、偏りが濃くなっていくので、周期的にこれを繰り返すことになるのです。
そう考えると、私たちが、自分や他人の「性格」として捉えているものは、人間が無意識的に繰り返している反応や行動のことであり、つまりそれは、体の運動の特性、筋肉の反応の仕方と言ってもよいのです。

だから、この偏り運動を調べていくと、その傾向が似ている人は、性格もどこか似ているのです。つまり「性格」の正体はこの体の偏り運動だと考えることもできる。

そのように、パターン化された偏り運動が、感受性の傾向と繋がっており、それが私たちの精神活動や、思考活動の元になっているのです。だから、偏り運動が濃くなれば、自分の性格も強調されてくる。

強調されてくることが良いか悪いかはわかりませんが、偏り運動が濃くなるということは、より衝動的になり、意思や冷静な思考が押しのけられて、体にコントロールされてしまう要素が多くなるのです。

周期的に無駄使いしてしまう、とか、理由もなくイライラして周囲にきつく当たってしまう、とかいう現象が、その偏り疲労が引き起こしているものなのです。普段のその人ならもっと冷静に対応できるはずなのに、何かモードが変わってしまっているような状態と言ってもよいでしょう。

本人もそれに気づいている場合もありますが、頭で落ち着こうと思っていても、なかなか自分のイライラをコントロールできない。

それで周りの人からすると、あの人はストレスが溜まっているんだろう、と考えたりするわけですが、それはつまり偏り疲労が溜まって、体のどこかに歪みが起きているのです。

そういう状態でも、体の方を調整すると、すぐに落ち着いてしまうということがよくあります。

「ストレスが溜まっている」というのは、体の偏り疲労が溜まっているということと同じだと考えてもよいでしょう。実際に「ストレス」という言葉は、「緊張」という意味なのです。

偏り疲労というのは、ある場所を使いすぎているということですが、その場所に力が止まってしまって、分散、あるいは発散ができなくなっている状態です。

ですから、偏り疲労が溜まるほど、体の方で自然に調整しようとする働きが強くなってきます。

体の自然な要求として、圧縮されたものを解放し、本来の平らな状態に戻ろうとしているわけです。

その調整要求が強く働いて、自分の冷静な思考や意思を押しのけるようになるから、体にコントロールされてしまう。

偏り疲労が溜まって体が歪み、イライラしていても、誰かにワーッと怒鳴り散らしたらスッキリしてしまって、あとで後悔する、というようなことがあるのは、怒鳴って発散したことで、体の歪みがいったん整ってしまったのです。

そういう自分の意志ではどうにもならないような感情や行動も、偏って固まっている体の状態を平均化しようとしている行動とも言えるのです。

こういう体がリードした行動に、「べし、べからず」と理屈をつけても仕方ないものであり、いくら頭で改めようと思っても、偏り運動が変わらない場合には、周期的に繰り返していくことになります。

だからこそ、体の運動を変えていくことで、いつの間にか、そういう傾向が少なくなっていくということも当然あり得るわけです。

人間は脳で判断して動いている、という見方もありますが、体から脳に信号が送られているということも、また事実なのです。

その点、意志の努力ではどうにもならない心の傾向も、体を変えていくことで、変わることがたくさんあります。

エネルギーを循環させる体操

人間の行動の元は要求です。

どんな小さな行動であっても、まず自分の中に意思や要求が起こり、その内側からくる自発的な要求が行動のエネルギーを作り出しているのです。

だから、自発性が伴わない行動の場合は、自分のエネルギーが十全に発揮されません。

同じ行動でも、やる気があれば疲れないのに、やる気がないととても疲れるのは、そういう理由であり、体の面で言えば、どこかを眠らせて、ある部分だけで動くというような、偏り運動になるからなのです。

また、人間の生活の中には、自発的な行動を何らかの理由で抑えられたり、抑えなければならないようなこともあります。

そういう場合には、要求によって生まれたエネルギーが体の中で圧縮されます。


その圧縮エネルギーがそのまま消えてしまうなら、何も問題がないのですが、それは消えるどころか、絶えず出口を見出そうとして、体の中で活発になる。

これは体の平衡要求、あるいは調整の要求と言えます。


子供を雨の日に家に閉じ込めておくと、何かを投げたり、壊したり、騒ぐ声が大きくなる。

「王様の耳はロバの耳」という寓話がありますが、誰にも言ってはいけない、という命令は理髪師の中の言いたい要求をどんどん膨らませてしまいました。

禁止することは、その要求をかえって高めるのです。

つまり圧縮エネルギーは、その圧縮度に比例して、噴出する勢いも高まり、自分の意志のコントロールを押しのけて、不本意な行動が起こってしまう原因になることもあるわけです。それは体の平衡要求が引き起こす行動なのです。

そして、エネルギーの圧縮と噴出の運動は、その人の無意識の偏り運動傾向によって、パターン化され、繰り返されることになります。

だから人間の行動の中には、時として本人にもどうしてそうするのかわからない、というような行動が見受けられますが、そういう衝動的、無意識的な要求の背景に、圧縮エネルギーの噴出という問題があるのです。

圧縮エネルギーの噴出は、エネルギーの調和を取り戻そうとする生理的な反応であるため、たいていの場合、コントロールしにくいものであり、そこに意志のブレーキや、外側からの強引なやり方で抑えてしまうと、かえって圧縮度を増すことになる。

そうなれば、次のきっかけで噴出する際にはさらに激しく、コントロールが利かなくなるという悪循環になったり、あるいはエネルギーが内向してしまうと、鬱的になったり、体が絶えずだるいというような状態になることもあるのです。

しかし、そうしたエネルギーのコントロールは、意志によってはできなくとも、体からアプローチすると簡単にできる場合が多い。なぜなら、圧縮エネルギーは、体の偏り緊張なので、使われていない筋肉に力を流し、それを分散させることでエネルギーの調和が図れるからです。

圧縮されたエネルギーを無意識に噴出させるのではなく、圧縮され、高まったエネルギーを、平均化体操によって体に循環させることさえできれば、そのエネルギーは自分の体運動の質をさらに高めることに利用できるのです。

働きすぎる思考と働かない思考

体の中に働きすぎる筋肉と、働かない筋肉があって、それが相互に関係している。働かない筋肉に力が流れると、働きすぎている筋肉に集まっていた力が分散し、緩和される。

そうすると、途切れていた連動性が取り戻せる。

これが平均化訓練の理論なのですが、先に言ったように、体の現象は心や思考とも関係しています。

ですから、その筋肉の現象を、思考に置き換えてみると、働きすぎる思考と働かない思考があって、働かない思考を働かせれば、働きすぎる思考は治まっていく、ということになります。

働きすぎる筋肉は、刺激を受けた時や運動した時、その方向に力が入りすぎる現象を生みます。
思考に置き換えれば、その方向にしか考えられなくなっている、というような状態と言えます。

あるいは、手放せなくなっている思考、自分を縛ってしまうこだわり、とも言えるかもしれません。だから偏り疲労が積み重なってくると、考え方までも凝り固まってきてしまう。

働いていない筋肉は、その筋肉を使っていないということさえ、気づいていない無自覚的な筋肉。平均化体操をやるとそういう場所が自覚され、そこに力が流せるのですが、使い慣れていないため、そこを使う時に少しだけ負荷を感じます。
それはちょっとした痛みとも言えますが、本来使われるべき筋肉が使われ始める快感があり、他の筋肉と連動していく気持ちよさがあるので、「快痛」と言っていいでしょう。

それを思考に置き換えると、どうなるでしょうか。

今までしてこなかった思考。いつの間に忘れていた考え方。その考え方をすることで、こだわって固まっていた考えがふっと手放せるような、新しい思考。

そして、そういう考えをするには少しだけ負荷があり、勇気がいるような、でもその考え方ができれば、確実に自分が一つ広がって楽になるという感覚がある。

働いていない筋肉は、そういう思考と関係があるのではないかと考えられます。

そして、働いていない筋肉が少しづつ育っていくことで、そういう思考に自然と手を伸ばすことができるようになり、ある時にふと、今までとは違う行動が取れている自分に気づくのです。

平均化体操を続けていくと、自然に考え方が変わったり、新たな考え方ができるようになる、ということがあるのは、体の運動は思考ともつながっているからなのです。

ここで、この訓練に五年以上取り組んでいるO君の体験談を紹介します。

「平均化訓練で感じる変化は、どちらかというと、長いスパンで見た時にふと感じ取れるもののような気がします。

僕が変化として感じることは、体の状態が良い時、悪い時それぞれで起こる思考や行動のパターンへの理解が深まったことと、その状態の時に自らが身体をどう使って動いているかが、なんとなく以前より理解できるようになったというようなものです。

一つ例を挙げるとすれば、自分が失敗をした時に、すみません、という言葉を、素直にパッと出せるようになった、ということです。

ある時に、力まずに、すみませんという言葉が出た時に、以前は素直に謝れなかった自分がいたことに気づきました。

謝れないということはどこかに、自分は悪くないとか、なにか捨てきれないプライドがあるような感覚に近いと思います。

この素直に謝れないということは、本当に自分が悪かった時に、自分を追い込みます。謝れなかったことをきっかけに下手に理論武装をしたり、悪い時にはそこに居づらくなり、そこから逃げ出すこともあるかもしれません。

自らの失敗をただ素直に謝れているかどうか、他人にとって当たり前で些細なことも自分ではとても大きな変化だと感じることがあります。

その無意識にしていた一つの動作が変わった時に生み出す身の回りの変化は、案外大きなものだからです。

自分の体の使い方の癖がわかり、少し嫌な体の使い方をしている時に、無自覚にその嫌な方向に引きずられることが少なくなる。

昔であれば、なんでこんな失敗を繰り返してしまうのだろう、と思うことを、他人のせいにしたり、環境のせいにすることが減り、自分の身体、そしてそこから出た行動が作り出したものとして捉え、自分の行動を少しでもよいものにシフトしたいと考え行動するようになる。

平均化訓練で得た変化はそのようなものです」

私たちの、ふと自然に思っていること、考えていることとは、私たちの体の状態とつながっています。だから、新しい考え方ができるようになるには、体も変わらないと、できないのです。

猫背の人が、一時的に姿勢をまっすぐにしたとしても、そのまっすぐな姿勢を支える筋肉が育っていなければ保てないのと同じで、その場でその瞬間に、頭でそう考えることができても、実際にその考え方で行動できる状態にはならない。

言うは易し、考えるは易し。
行うは難し、なのです。

平均化訓練は体から思考や心にアプローチする方法なので、体の運動が少しづつ変わることで、自然に新しい行動が生まれ、そして、新しい思考や心が生まれる。

それは、外側からのものではなく、自分の内側から自然に生まれてきた思考と言ってもいいでしょう。

本質的な改善

偏り運動を平均化するということは、体の中の眠らせている弱い筋肉を自覚してそれを使うように運動していくことです。

楷行草の体操のように、背骨を動かすことで、そういう筋肉を発見することもできれば、平均化体操を使って全身緊張を作ることでも、自覚することができます。

どちらにしても平均化訓練は、骨よりも、筋肉を見つめています。なぜかというと、骨の位置を決めているのは筋肉であり、骨を動かすのは、筋肉の収縮なのです。

たとえば、骨の位置を正しても、その状態をキープする筋肉が育っていなければ、だんだんとまた位置がずれたり、歪んできたりするのです。

結果には原因があります。

姿勢の歪みは、偏り運動の現れであり、姿勢という結果を変えるには、偏り運動の原因である弱い筋肉を強くすることが重要なのです。

これは一朝一夕になされるものではありません。

しかし、一気に大きな変化を作ることはできなくとも、自分の体の中の使っていない筋肉を少しづつ使っていけば、姿勢や骨の位置は自ずと整っていきます。

本質的な改善ほど、ゆっくりなのです。

大事なことは、自分の体を見つめて、よりよい自分の体の使い方を模索することです。

それを考えるきっかけは、体に異常が起きた時かもしれないし、あるいは、異常が起きるところまで行く前に、自分の運動を向上させるための訓練を積むことを、もし楽しんで取り組めるならば、より賢明かもしれません。

平均化訓練は、体の根本的な運動を向上させるために生まれた理論です。それは、心身の健康、体を使った技術の上達、そして、自分自身をより深く知ることに繋がっています。自分を深く知ることは他人との関係を円滑にすることにもなります。

私たちの体には、まだまだ眠らせていて、使われることを待っている能力や体力があることは間違いありません。

偏り運動は自分を制限しているわけですから、そこには自分の可能性が眠っているとも言えるのです。

緩みと眠り

体を緊張させ、活発に動いて、そして疲れ、体が緩んで、眠る。

緊張（行動）と緩み（休息）を行き来することが、生きているということです。


緩みは緊張の後に自然に訪れるものです。

疲れというのは、活発に動いた後、体から伝えられてくる、休息の要求と言えるでしょう。


全身が疲労すれば、自然に全身がすっかり緩んで、深く眠ることができます。

しかし、偏り運動によって、体の中に、疲れているところと、疲れていないところが混在していると、眠りが浅くなります。

だから偏り疲労は抜けにくく、疲労を持ち越してしまいやすい。

偏り疲労は不快であり、全身疲労は快なのです。

平均化訓練は、全身運動を促進するための訓練ですが、それは、全身を緩めて、深く眠るためでもあります。

眠ろうと努力をすると、なかなか眠れません。

そういう意思の努力は体を緊張させるからです。

反対に意思を手放すと体が緩みます。

眠れない時に、まあ、一日くらい眠らなくてもいいか、と思ったら眠くなってくることがある。

体がなかなか緩まない人は、無理に努力をしているのかもしれません。純粋な努力は自発的であり、だからこそ、全身の運動でできます。

それは楽しんでいる行動であり、周りから努力に見えたとしても、本人にとっては努力ではありません。

そういう行動によって起こる疲れは、偏りが少ないのです。

もし体が緩まない感じがしたら、緩めようとしないで、楷書体を行なって、使われていないところに力を入れるようにすると、偏り疲労が分散して、自然に緩んできます。

体の記憶

私たちは人生に起こる様々な出来事を、体を通して受け止め、感じています。命は体に直結しているからです。

そういう意味で、あらゆる体験は、体に対する刺激だと捉えることができるでしょう。

仮りに脳からの刺激であっても、それに対して、筋肉が反応し、緊張するから、それを刺激として感じられるのです。

失敗や挫折、成功、苦しい出来事や喜び、人生経験の全てが刺激となって、体の筋肉を反応させ、心が揺さぶられ、様々な感情を味わってきたのです。

体験という刺激を通して緊張した筋肉は、次に自然にやってくる緩みによって完結し、その体験が自分の学びや成長の糧として昇華する、と考えることもできるのではないでしょうか。

筋肉は緊張と弛緩を繰り返しながら、弾力性を保っているのです。

しかし、体験によって起きた筋肉の緊張が、緩まずに体の中に残っていることもあります。

その体験に対する、体の記憶といってもよいでしょう。

それは、自分の中でまだ完結されていない体験なのです。

これは誰の中にもあるもので、そういう体の記憶としての緩まない緊張は、心身に対する刺激において、反射的な、ある部分の過緊張となって、私たちの様々な運動に影響しているのです。

今の体験に対して、過去の体の記憶としての反応をしてしまっている、と言ってもよいかもしれません。それは、今の体験を、純粋に、そして新鮮に味わうことを妨げてしまっているのです。

働いていない筋肉に力を流す練習をしていくと、そういう緩まない緊張が自然に緩んでいきます。

その過程においては、忘れていた出来事を思い出すこともあるかもしれませんし、忘れていた感情が湧いてくることもあるかもしれない。

それは固まっていた体の記憶が、ほどけていくプロセスだと考えています。

III

質の高い練習

偏り運動を平均化することは、心身の健康に関することだけではなく、スポーツや楽器演奏など、あらゆる体を使った技芸においても、その上達の鍵となっています。

力みを抜くということが、さまざまな技芸に共通して言われますが、この「力み」というのは、偏り運動による、部分的な過緊張を指しています。これは無意識的な筋肉の反応であるため、その傾向を変えていくことが難しいのです。

改善の鍵は、過緊張の裏にある、使われていない筋肉を正確に見つけ出し、それを使えるように訓練することにあります。
つまり、力みを抜く、ではなく、抜けているところに力を入れる、あるいは、もっと全体を連動させる、なのです。

私はこの平均化訓練の体操法を、テニスや野球などのスポーツ選手や演奏家、その他の技芸に取り組む人たちに指導してきた経験から、この根本的な体の無意識運動の偏り傾向を減らすことが、パフォーマンスに大きな向上をもたらすことを体験してきました。

平均化訓練を行うと、力みが取れて、自然にきれいなフォームが生まれます。また、いつもより力を入れている感覚がないのに、ボールに力が伝わったり、反応が早くなります。
楽器演奏においては、楽器の音を最大限に引き出し、自分と楽器が一体化する感覚になるでしょう。

今までできなかった技術が、すっとできるようになることもありますし、なぜできないのか、どういう練習をすればよいのかが、理解されることもあります。

自分の内側から、何に取り組めばよいのかに、気づけること。技術の修練において、このことが何より重要なことです。

どんなことであっても、自分が求めているパフォーマンスができないという場合に、なぜできないのか、ということがはっきりと見えないまま、練習やトレーニングを積んでしまうことは、時にさらなる停滞を招くことがあります。

それは的が見えないまま、やみくもに矢を撃つようなものです。

とくにこの偏り運動は、無意識のレベルで起きている運動の傾向であり、あらゆる運動がその無意識の運動パターンに取り込まれてしまうため、取り組んでいる技術の反復練習や、筋力トレーニングでは、その改善が難しい。

それどころか、偏り運動が改善されないまま、激しい練習に取り組むことは、かえって偏り疲労を生み出し、技術の上達が図れないどころか、体を壊したり、できていた技術までができなくなってしまうこともあり得ます。

この訓練を五年以上に渡って取り入れている大学テニス部の監督は、就任当初から、怪我や故障を減らすために、技術練習と並行して、体のトレーニングを重視したプログラムを組んでいました。

しかし、学生たちが真面目にトレーニングすればするほど、スタミナはついても、スピードが落ち、力みが増していく印象があったそうです。

そこで新たなトレーニング方法を模索していた時に、平均化訓練を知り、チームとして取り組むことになったわけですが、その監督はこの訓練について次のように言っています。

「自分自身の現役時代、怪我や故障で見失った感覚を取り戻し、力みを改善するために、相当な時間かけて練習をしていたが、平均化訓練は、数分の体操で、緊張という刺激によって、原因の所在を明らかにし、現在地からどうやってそこまで到達すればいいのかを、案内までしてくれる」

つまり平均化体操は、どのように体を使えばよりよい動きができるのか、という練習の方向性を示唆するのです。そして、その新しい体の使い方に必要な筋肉＝それまで使われていなかった弱い筋肉が強くなってくるにつれ、上達していくのです。

質の高い練習とは、自分の体運動を細かく見つめる感覚を持ち、運動に対する気づきが一つ一つ積み上がるように、繰り返すものです。

練習によってどんどん上達する人たちや、高いレベルに達する人たちは、自然にこのことができていると言えますし、練習しているのに上達が図れないような場合には、こういった気づきが促されるような練習が足りないことが考えられます。

自分の体の連動性や、各部の可動性をもう一つ向上させなければ、次の段階に進めないポイントに突き当たった時に、上達への壁を感じ、停滞が起こります。そして、新しい体の使い方、今まで働かせていなかった筋肉を動員できる運動に気づいた時に、その停滞から解放されるのです。

しかし、この無意識の偏り運動自体が、あまり着目されていないし、それを減らすための方法論も理解されていないために、練習しているのに上達しないことがあったり、それを反復練習で解決しようとした時に、かえって余計な力みが生まれ、より偏り運動を濃くしてしまうということも起こってくる。

何かが上達するということはどういうことか、その本質的な問題の一つとして、この偏り運動が平均化されることが重要であると考えています。

その観点から言うと、どのようなジャンルであっても、上手な人たちはみな、偏り運動が平均化されている度合いが高いと言えます。

名人や達人と言われるような、トップレベルの人たちになれば、さらに高度に平均化されて、その平均化状態で自由自在に動けるのです。

それでも、平均化状態には無限の段階があり、どこまで進めても完全な平均化になることはなく、技術の世界には無限の上達があるのです。

中身の現れとしての形

平均化体操は、全身の筋肉が連動する状態を作り出すことができます。その状態であらゆる動作ができれば一番よいのですが、実際に体を動かしてみると、とても動かしにくく感じます。それは普段、動かすことを避けている筋肉が働いているからです。

この状態で体を動かすと、体中の筋肉が繋がって動く感じがわかりますし、使われていない筋肉がどこにあるかが浮き立って、はっきりと感じることができます。

平均化状態の中で、浮き立って感じる筋肉は、普段の運動の中では緊張が起こらない筋肉であり、そこの緊張を保っていると、全身が連動している状態はキープされますが、そこを緩めてしまうと、全体の連動性が下がって、普段の楽な動きになってしまいます。

つまり、その筋肉が働くかどうかで、全体の運動に大きな差が生まれる。そういう場所が、体の中にはあるのです。

ですから、まず平均化体操を行ない、その中で浮き立っている場所の緊張を手放さないように、立ち上がったり、歩いたりと、様々な動きを行うことで訓練ができるのです。

例えば、大学のテニス部で平均化訓練を実践する際は、体操で作り出した平均化状態を保ったまま、テニスのストロークの練習をします。

まず通常のストロークを行ない、次に平均化体操を用いたストロークを行なってみることで、その差を本人の感覚でつかむことができるのです。

画像を通して解説していきましょう。

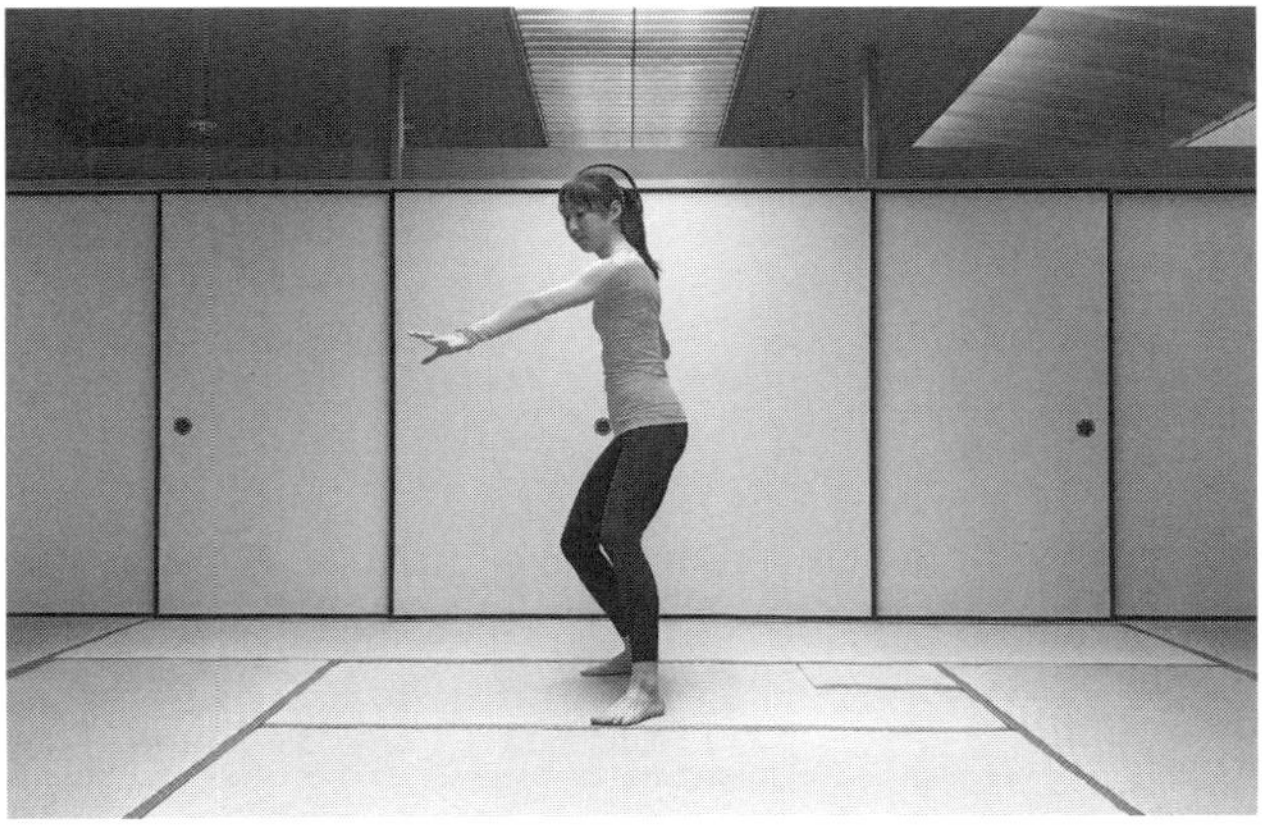

通常のストローク

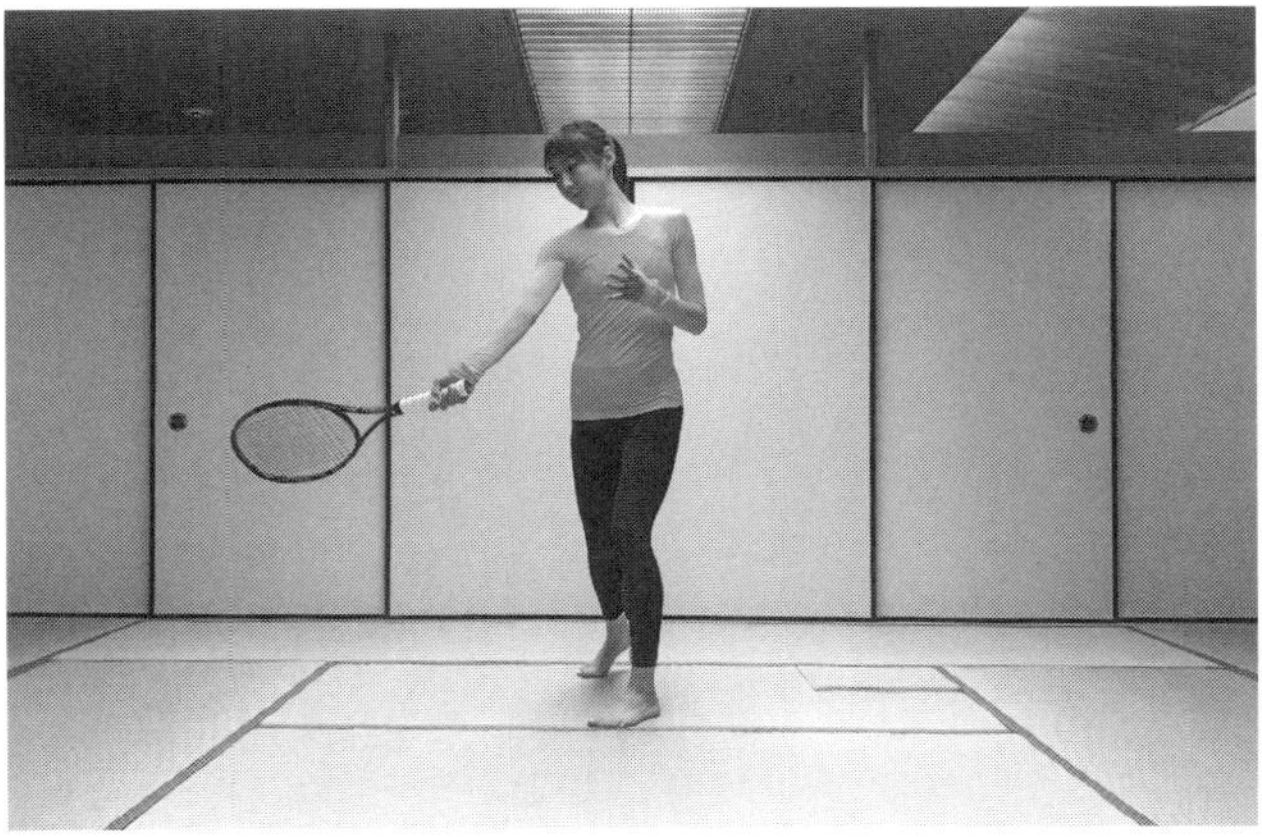

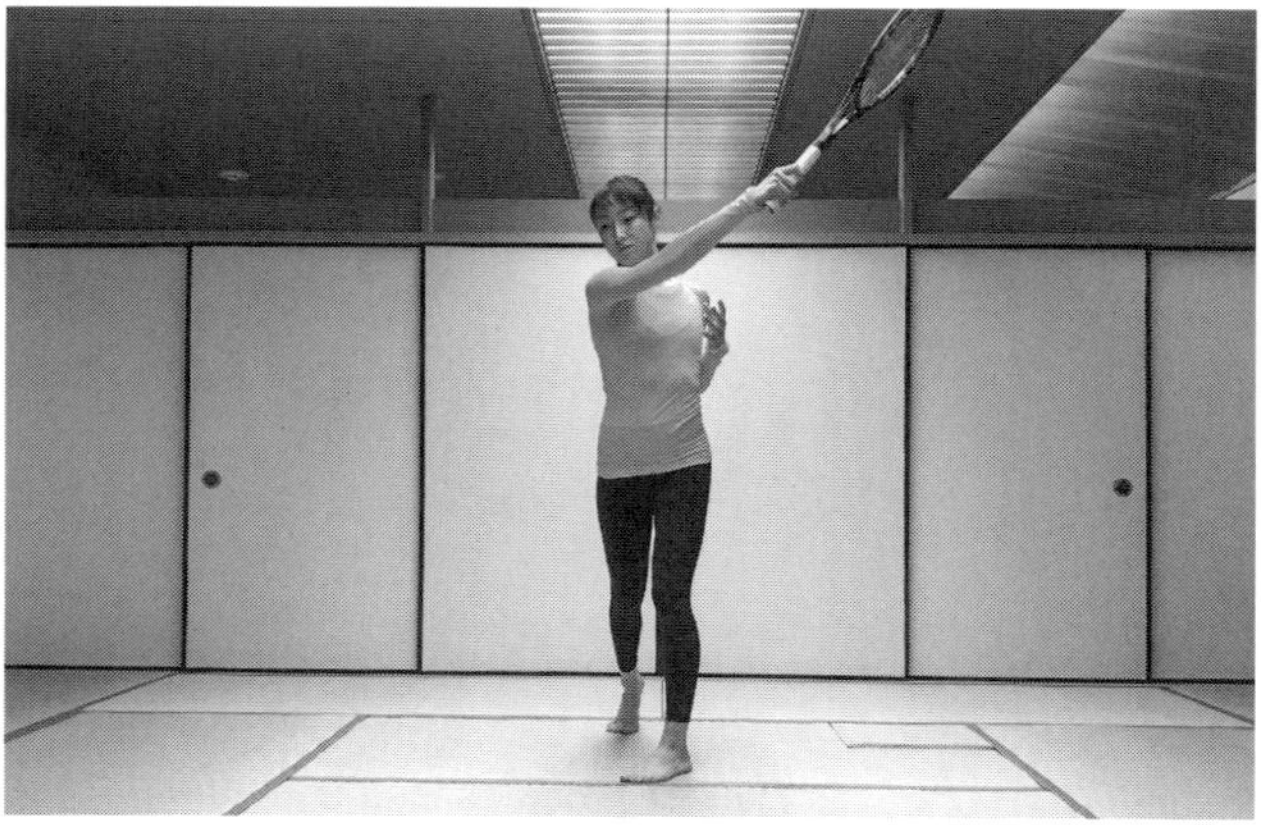

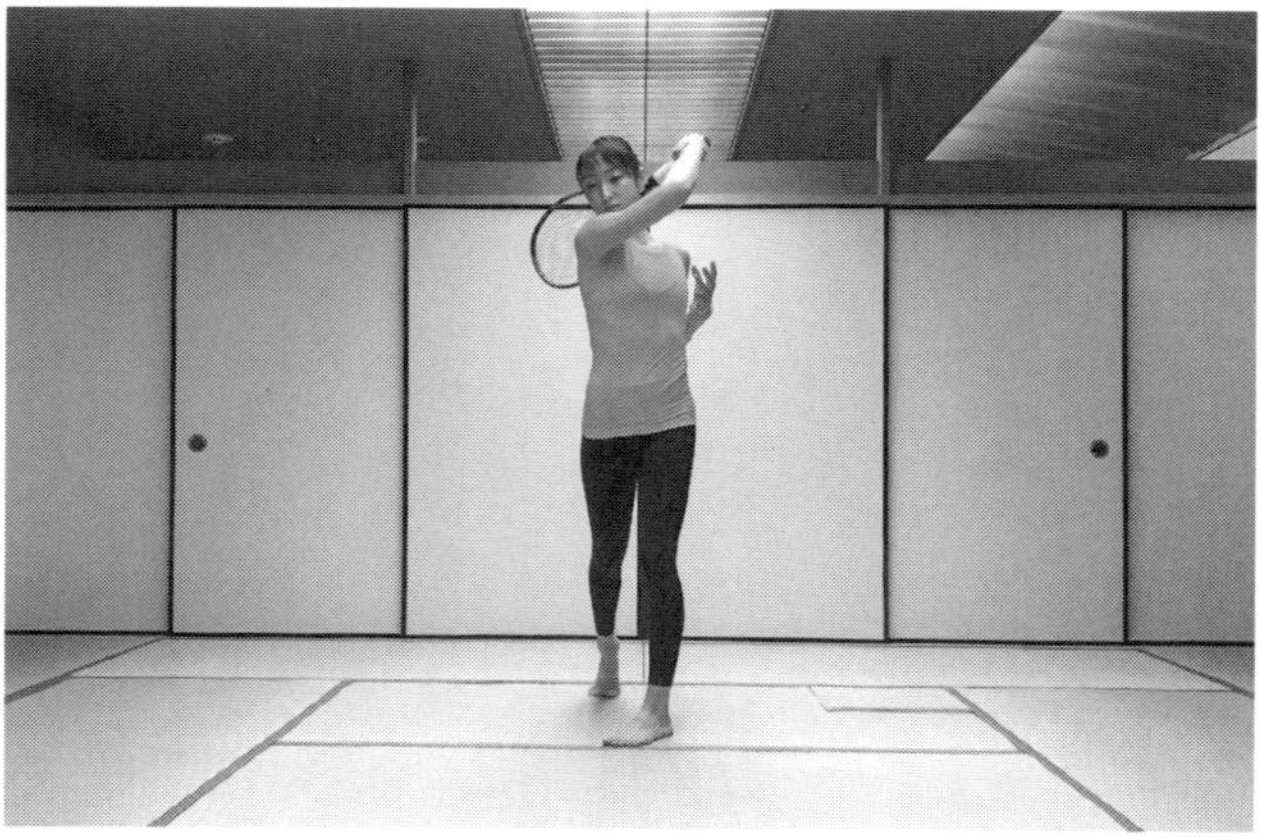

平均化体操を用いたストローク

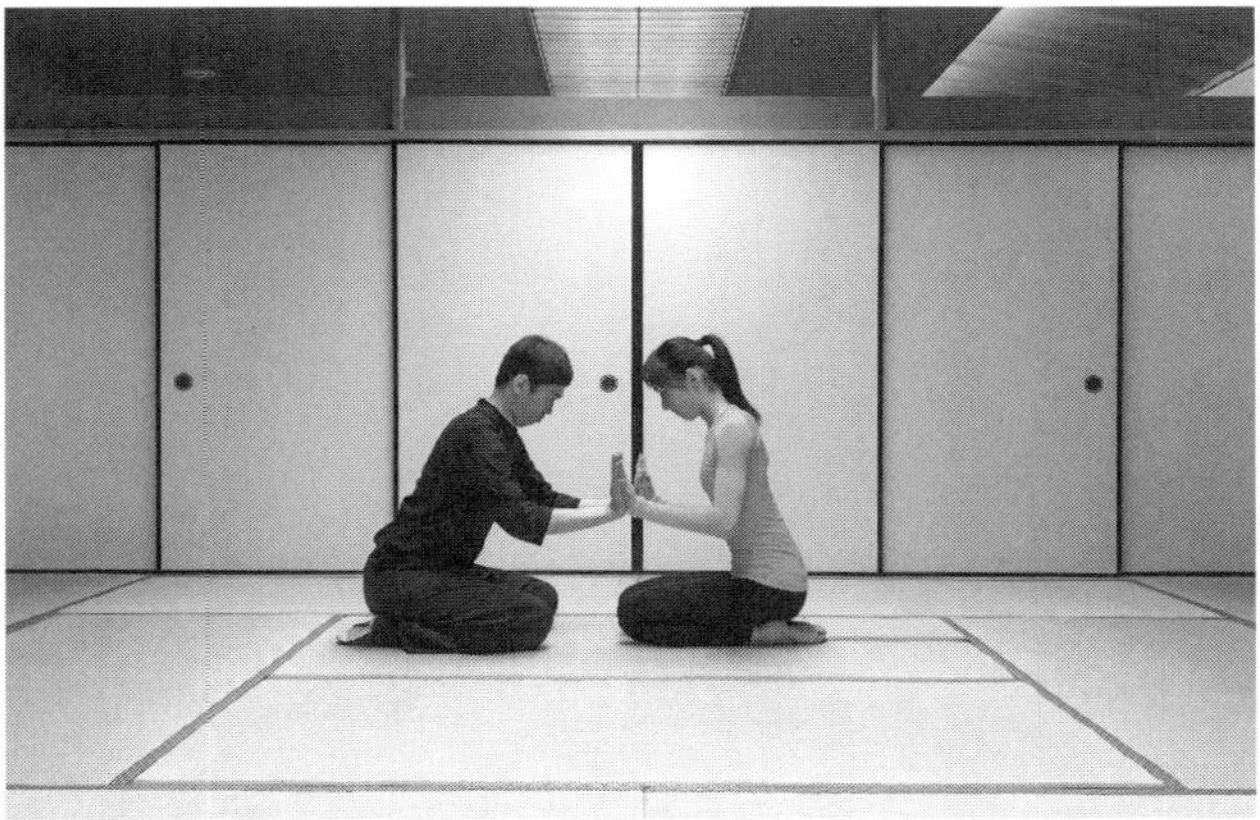

著者による平均化体操指導

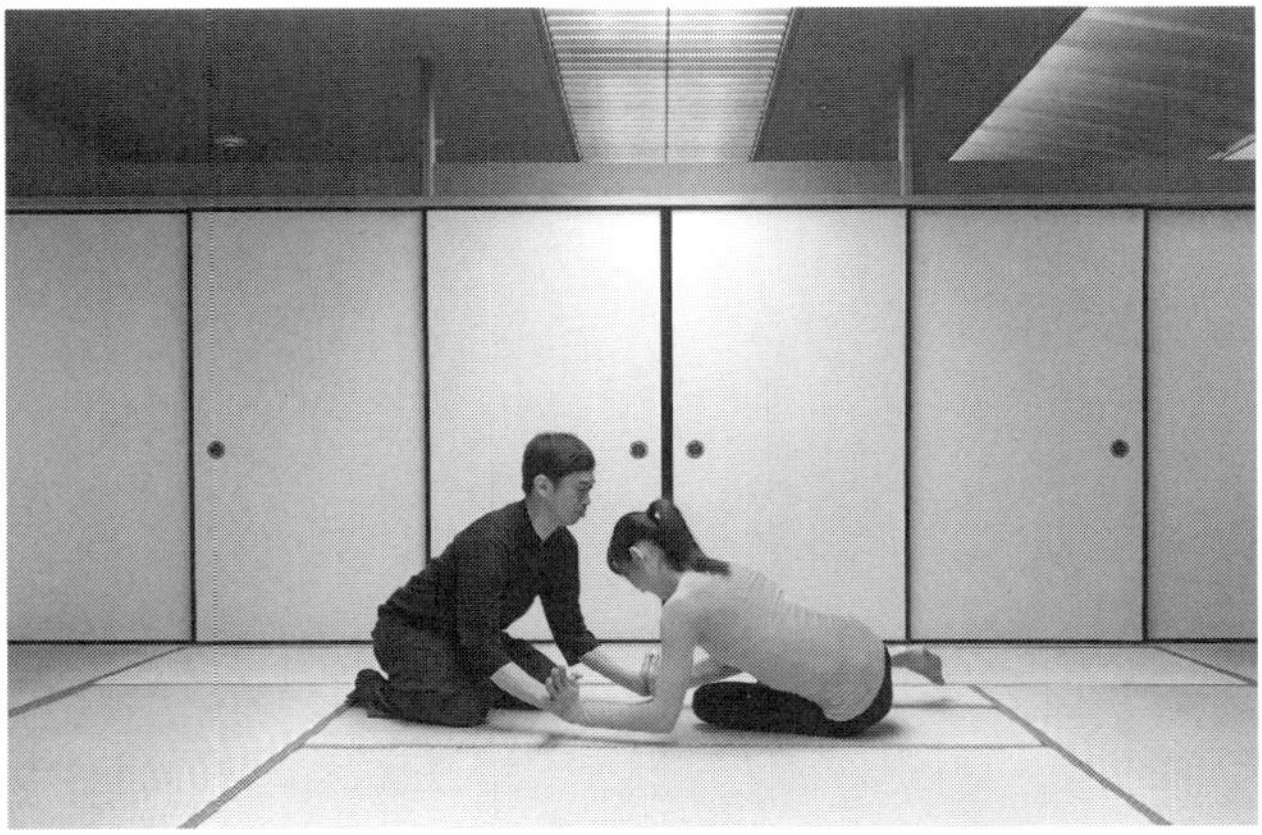

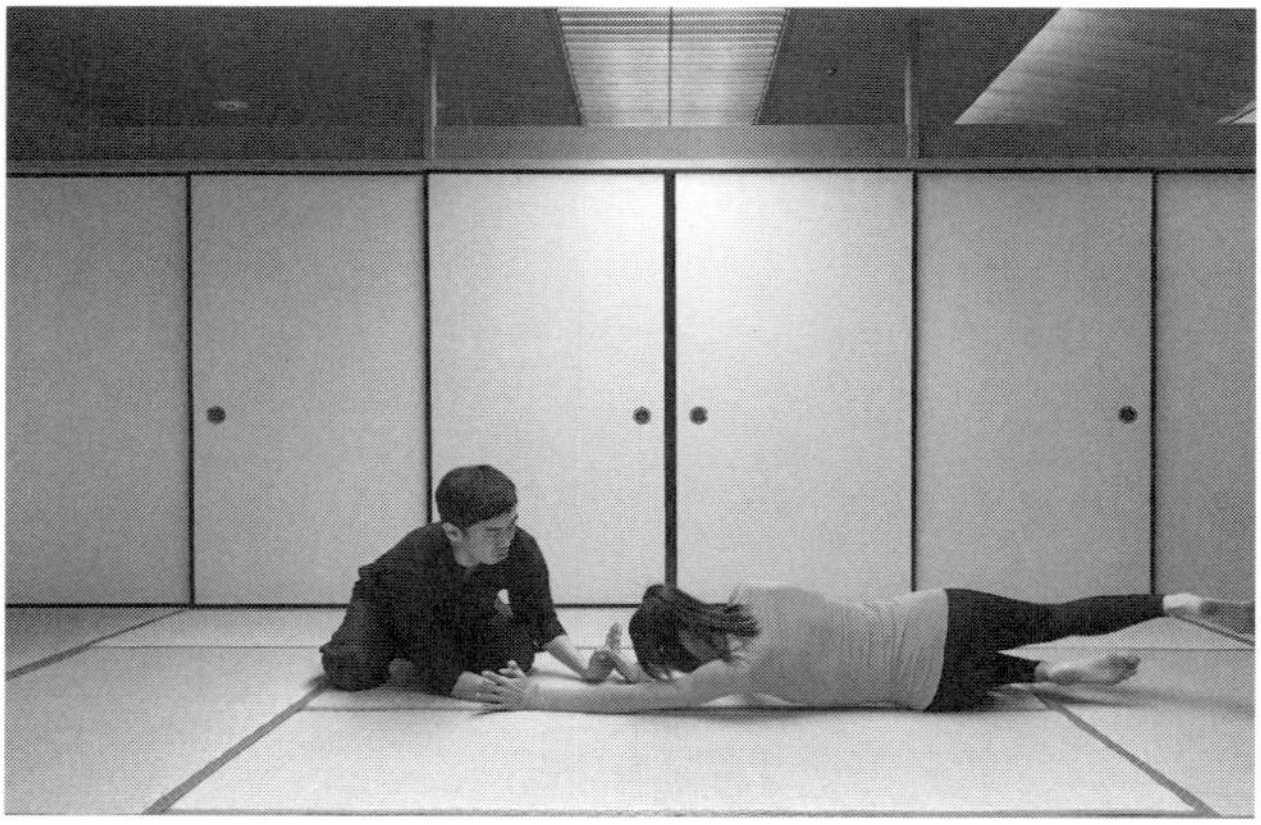
まず平均化状態をつくる。

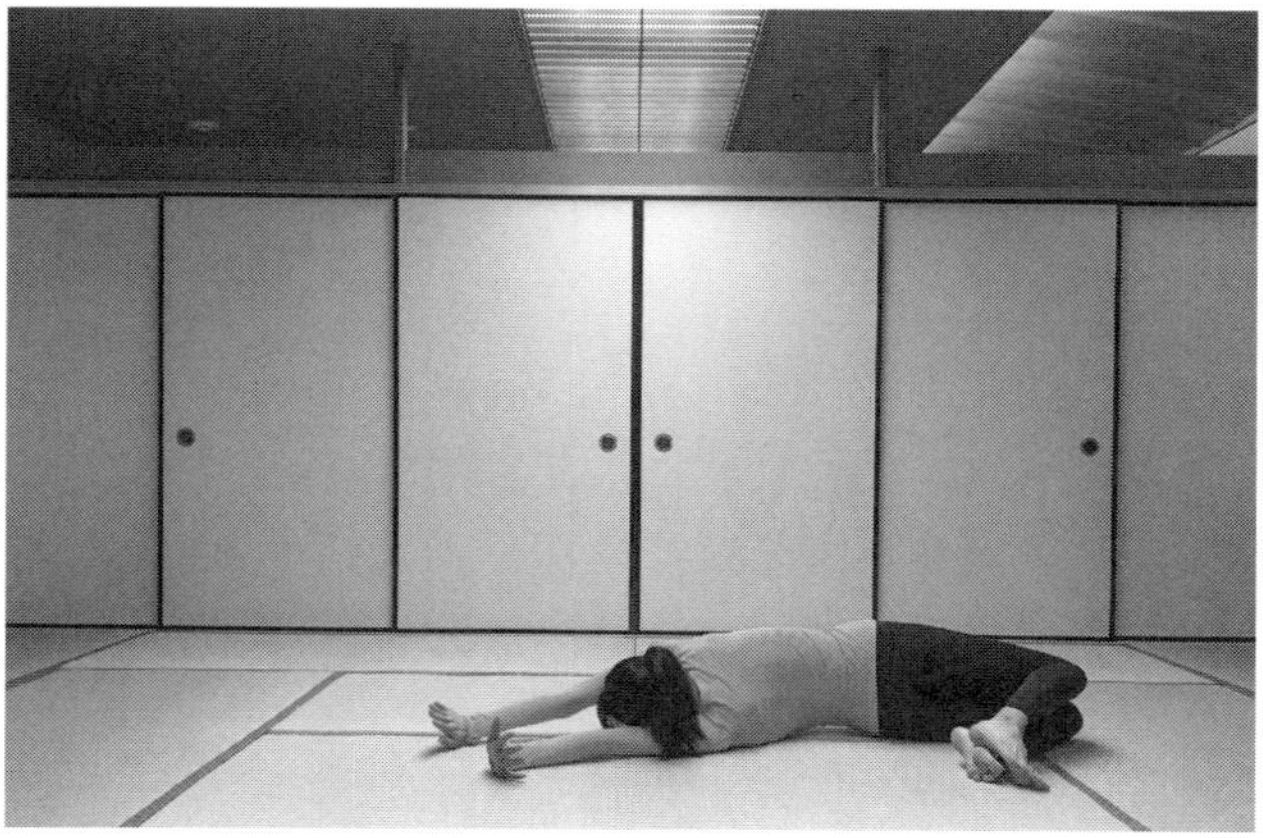

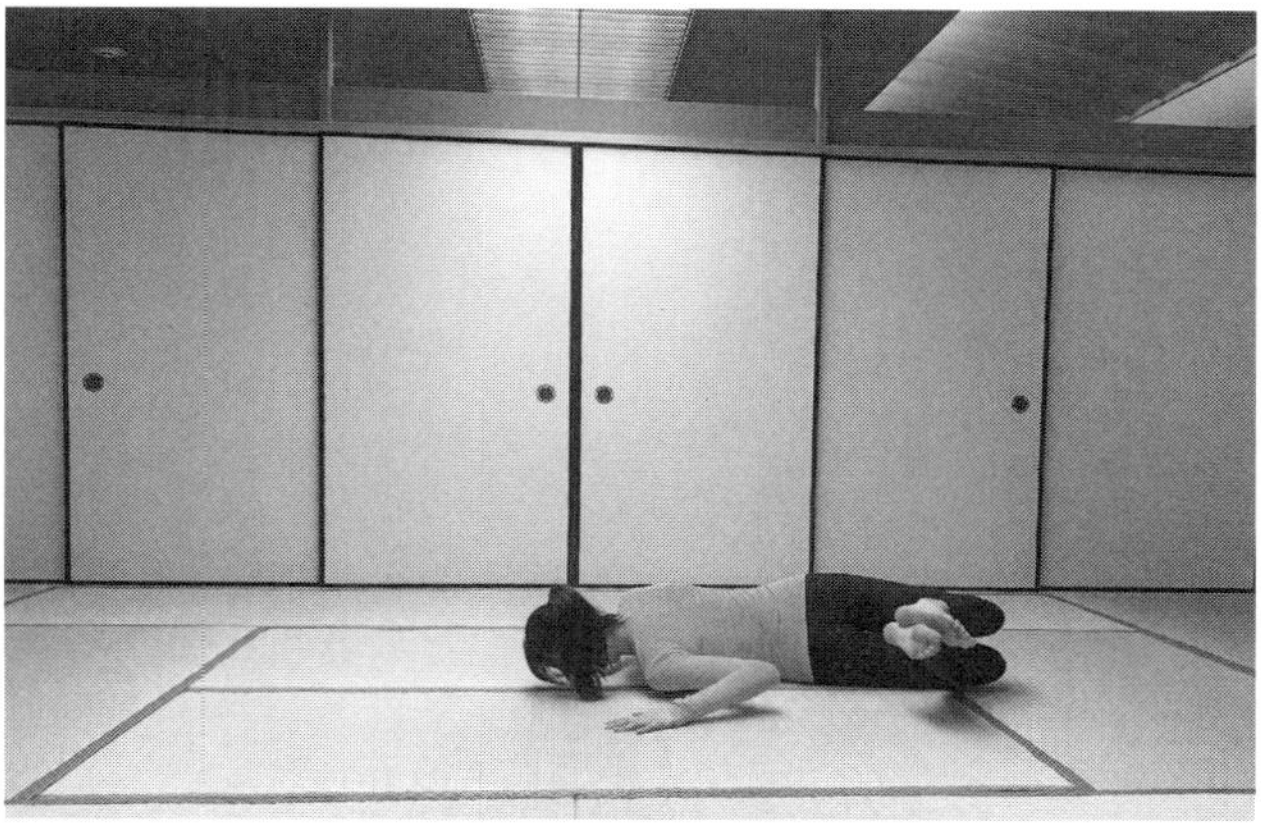

中身の平均化状態を保ったままゆっくりと立ち上がっていく。

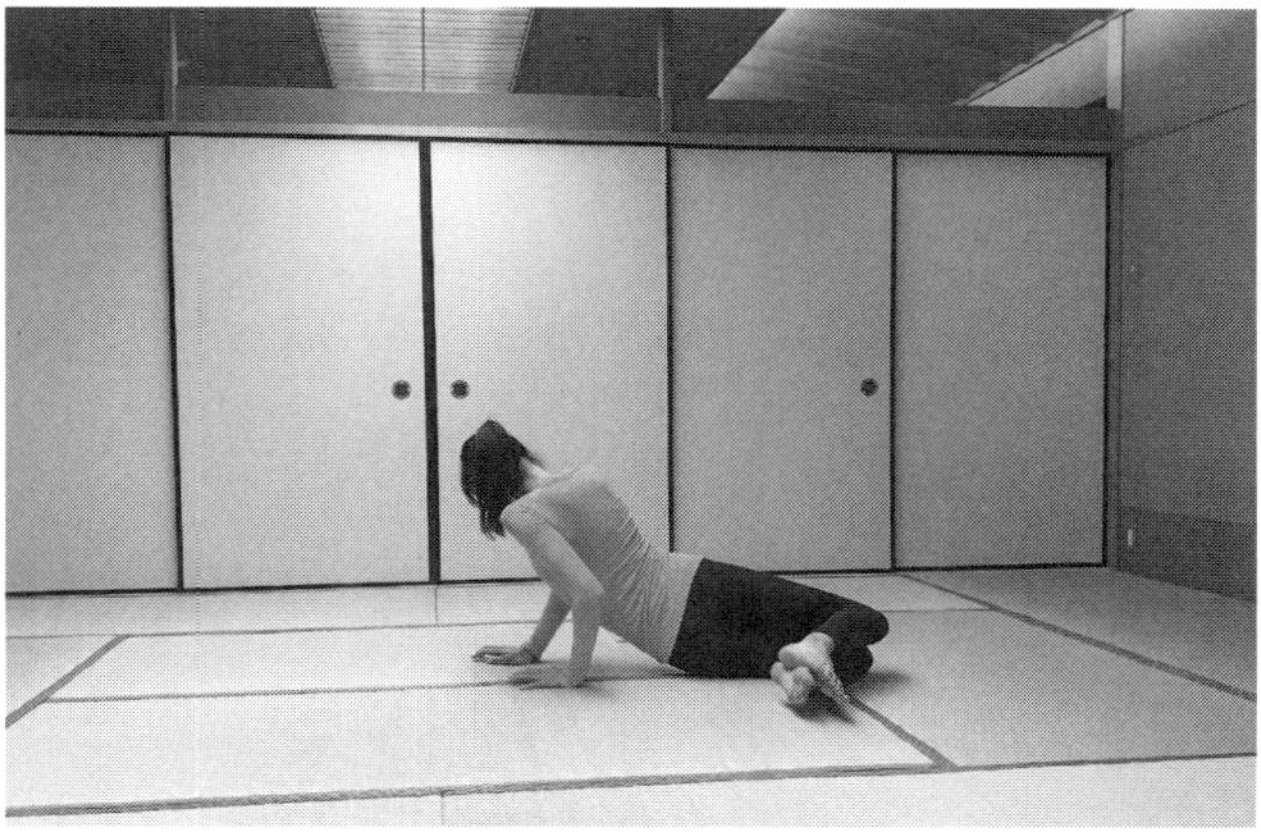

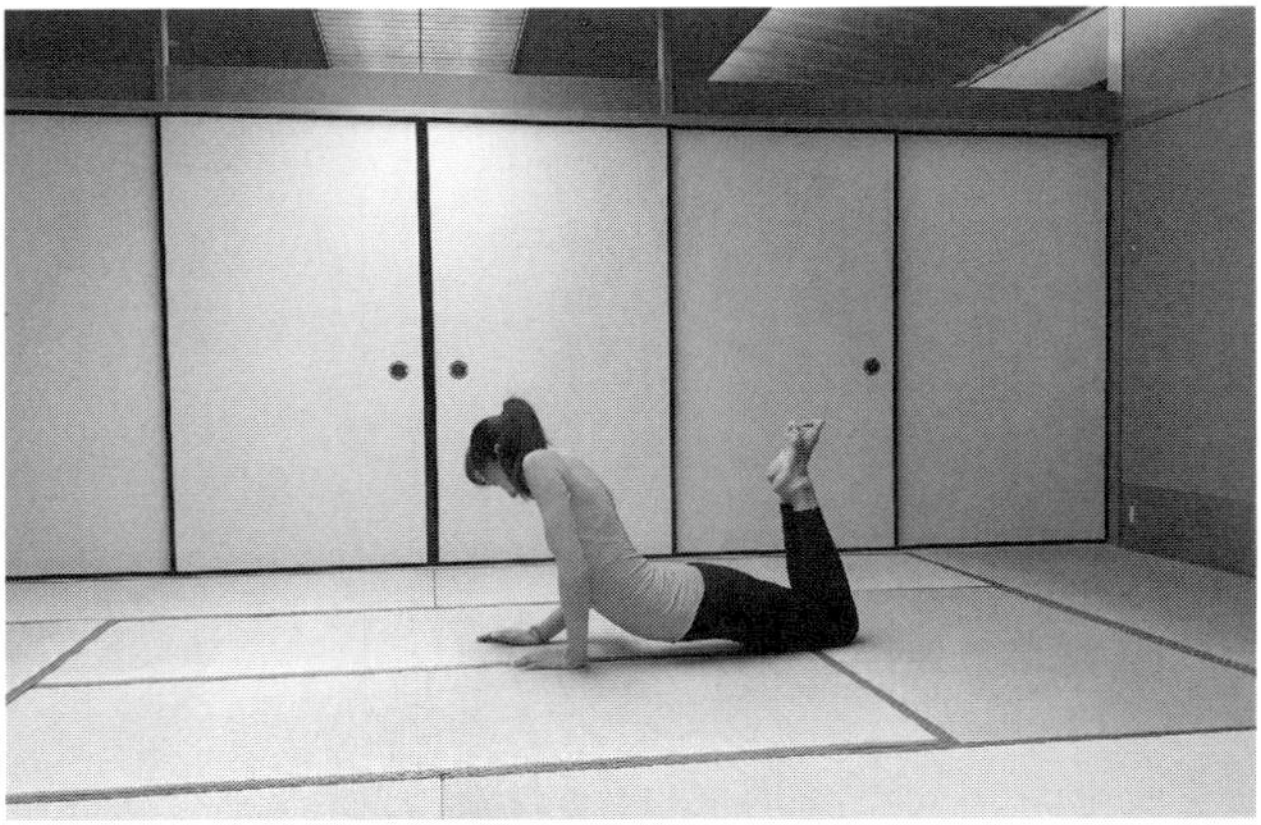

平均化状態を手放さないように。

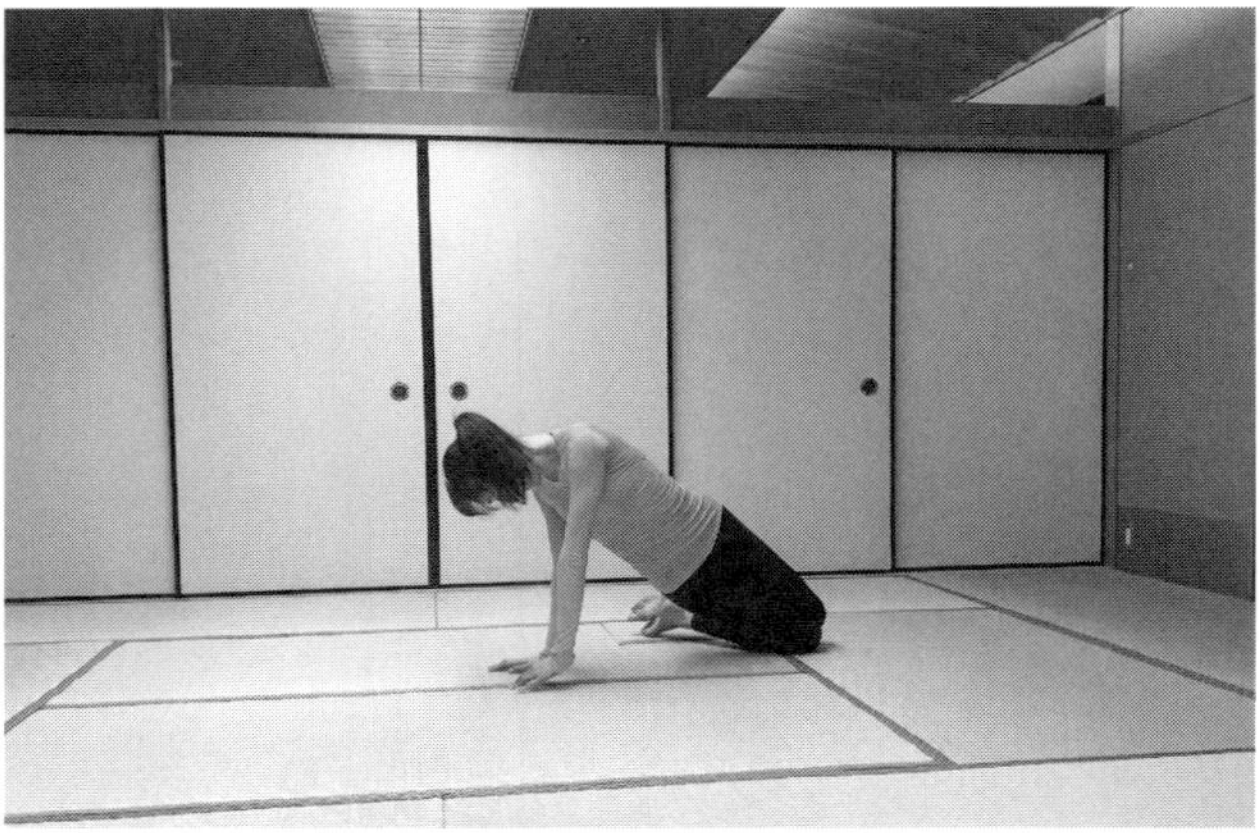

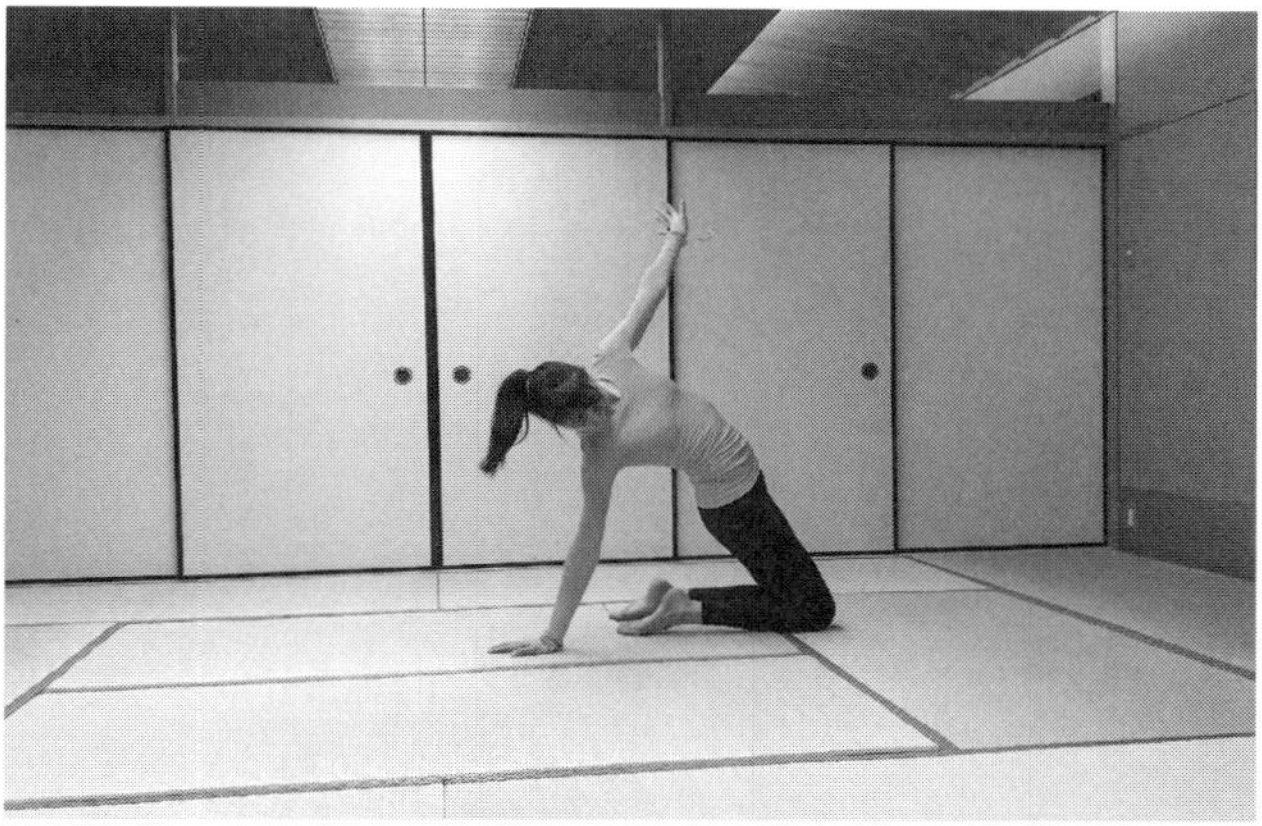

平均化状態を保っているために、体がいつものように自由に動かせない。

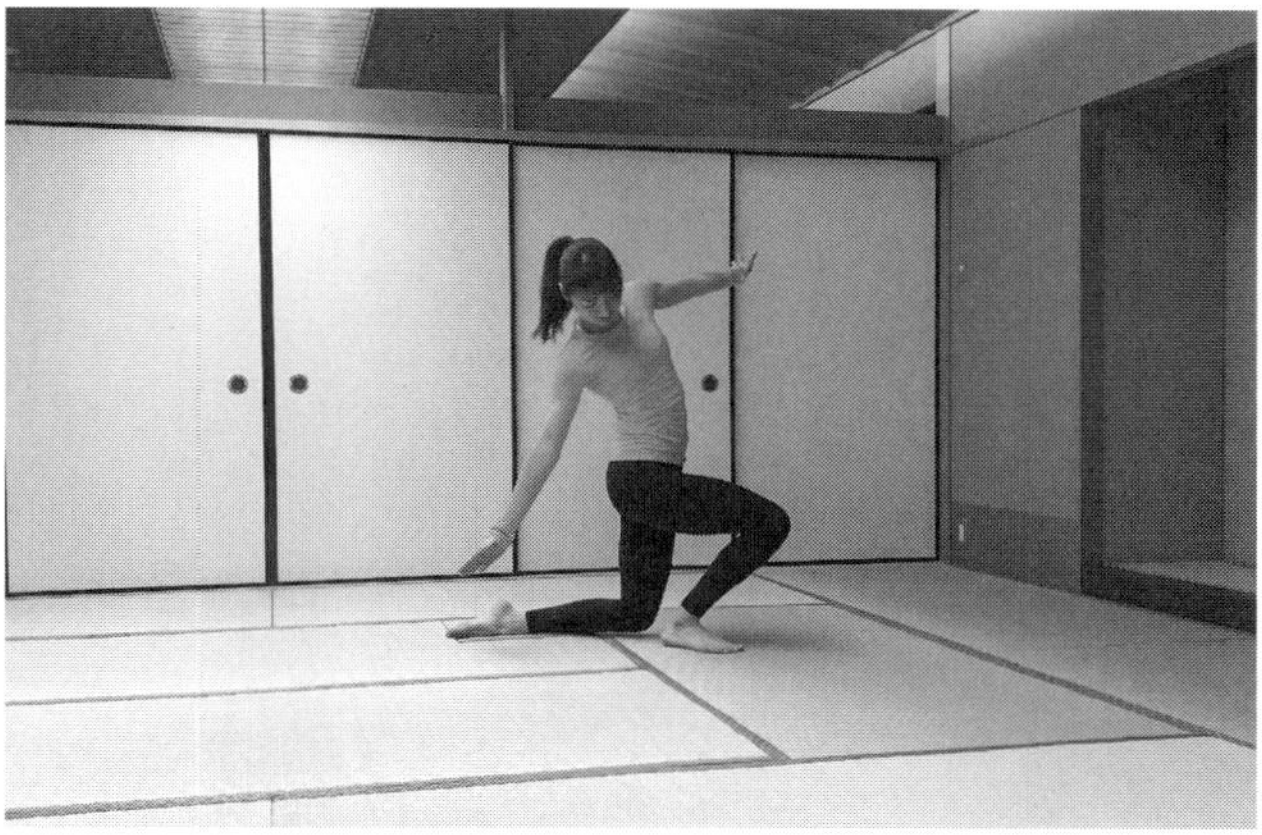

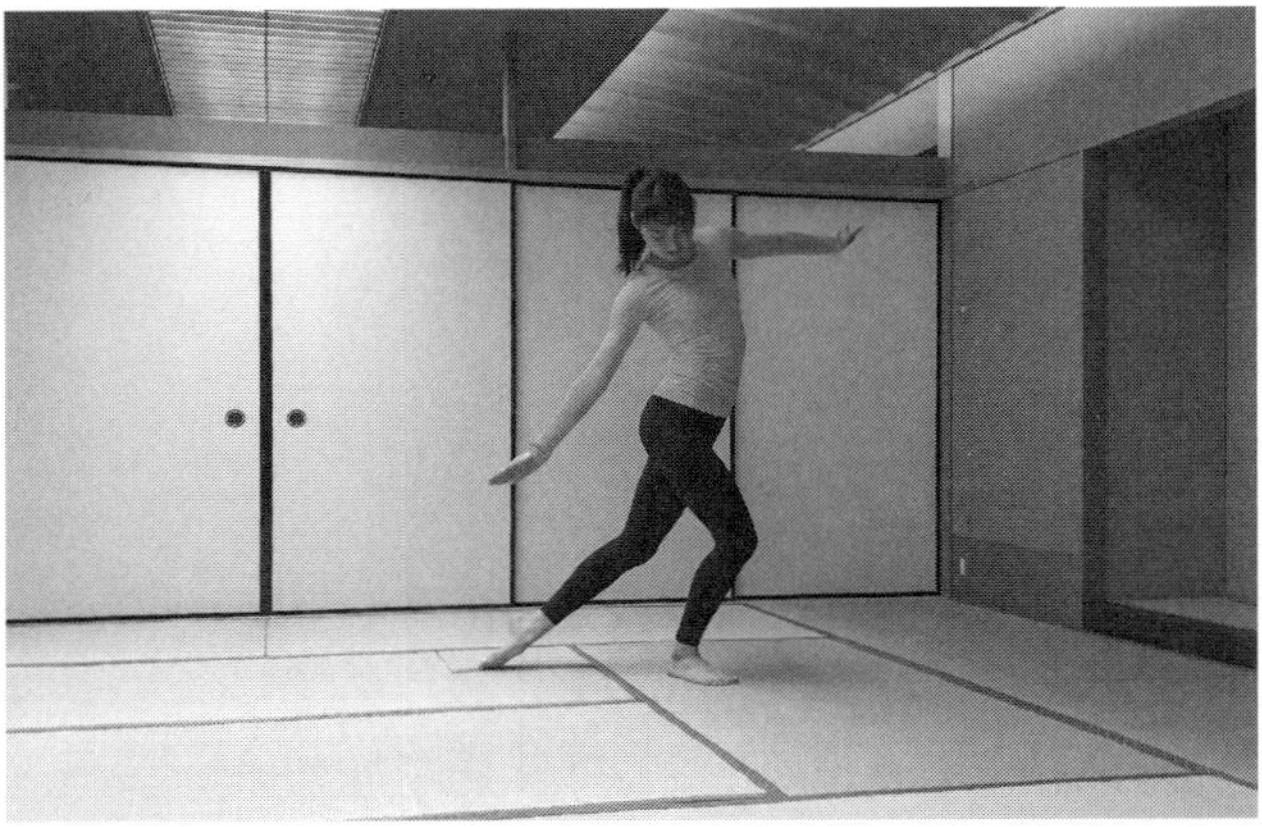

手の先から足の先まで体全体の緊張を保っているのがわかる。

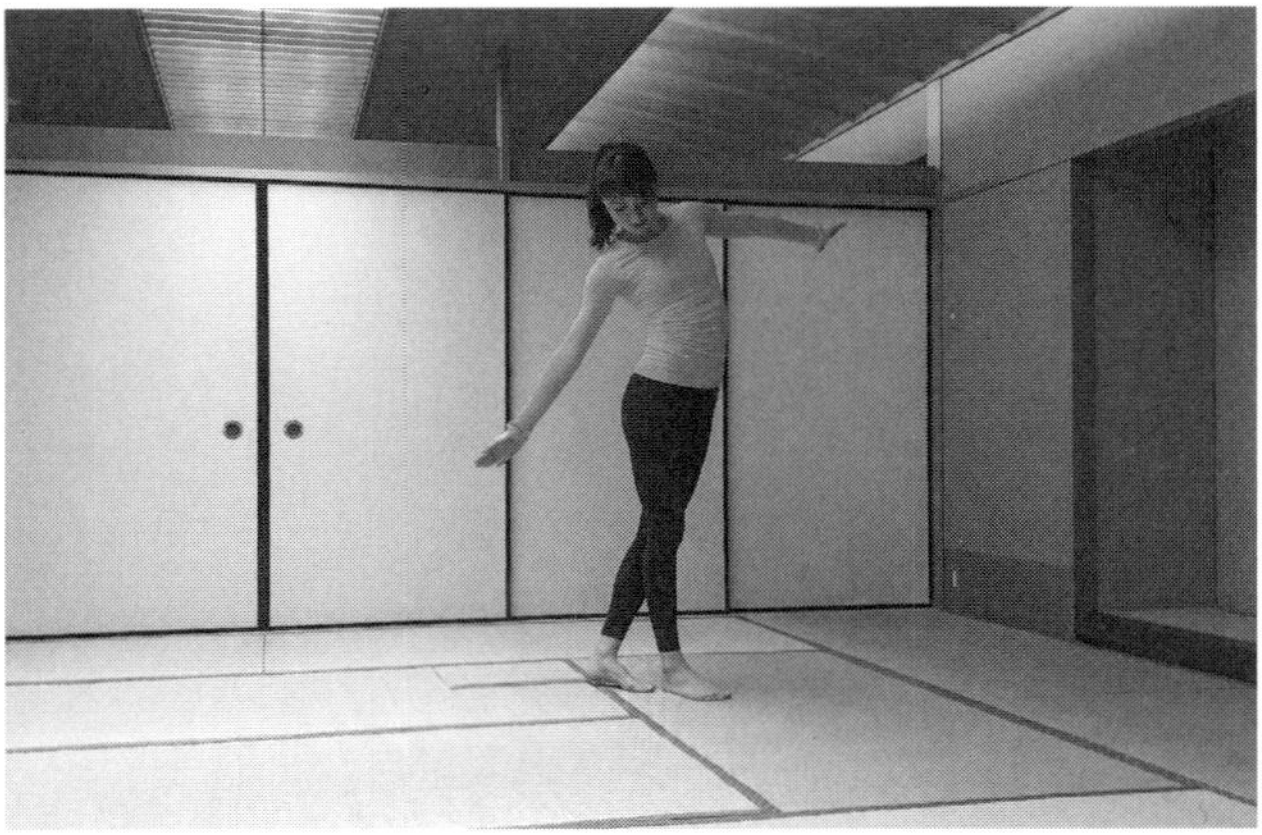

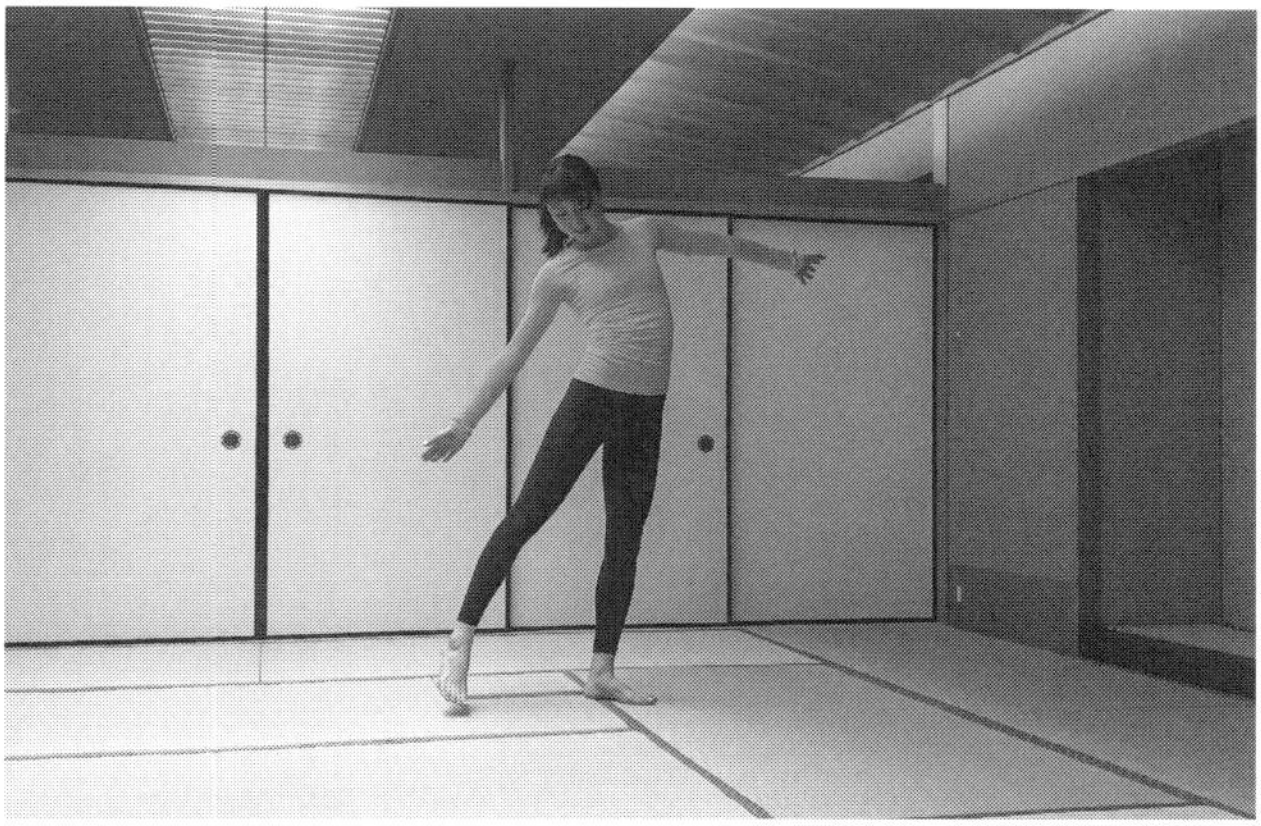

普段の偏りが平均化されている立姿。

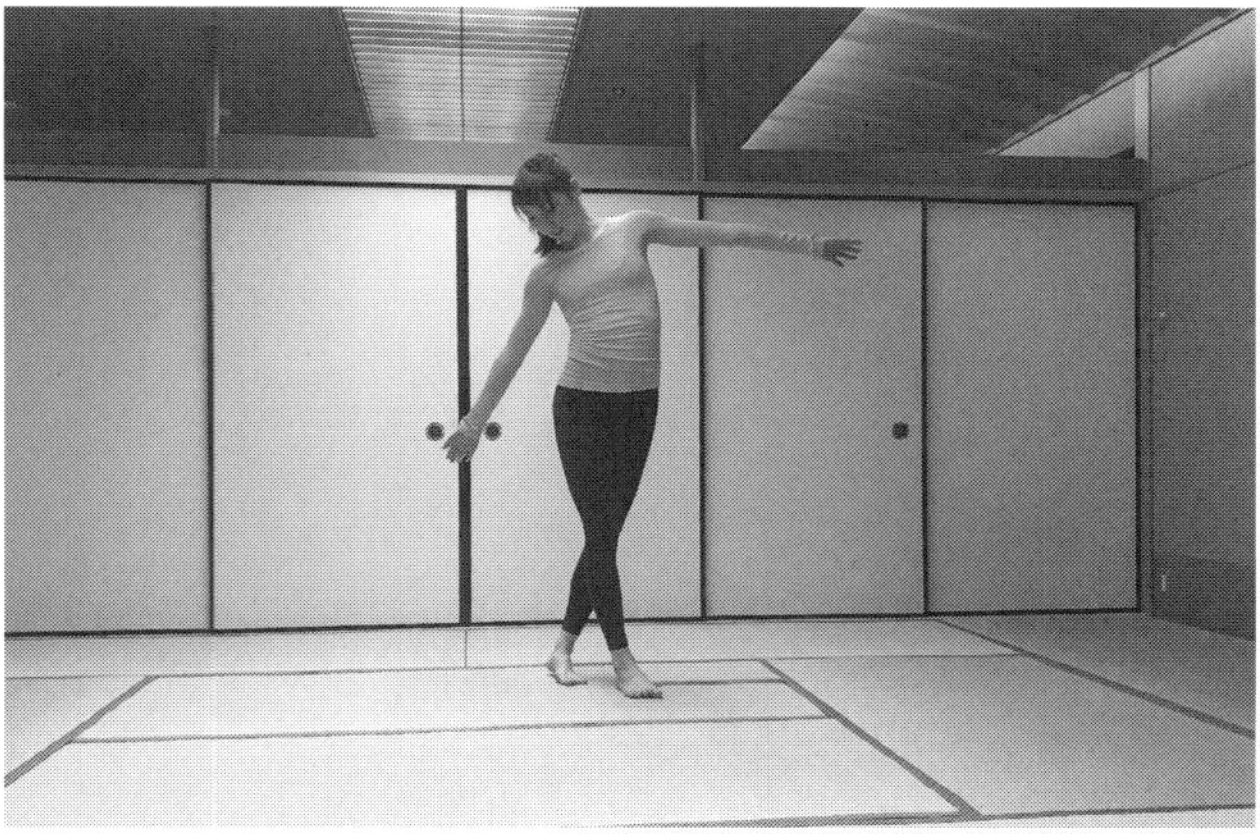

少し歩いて。

構える。

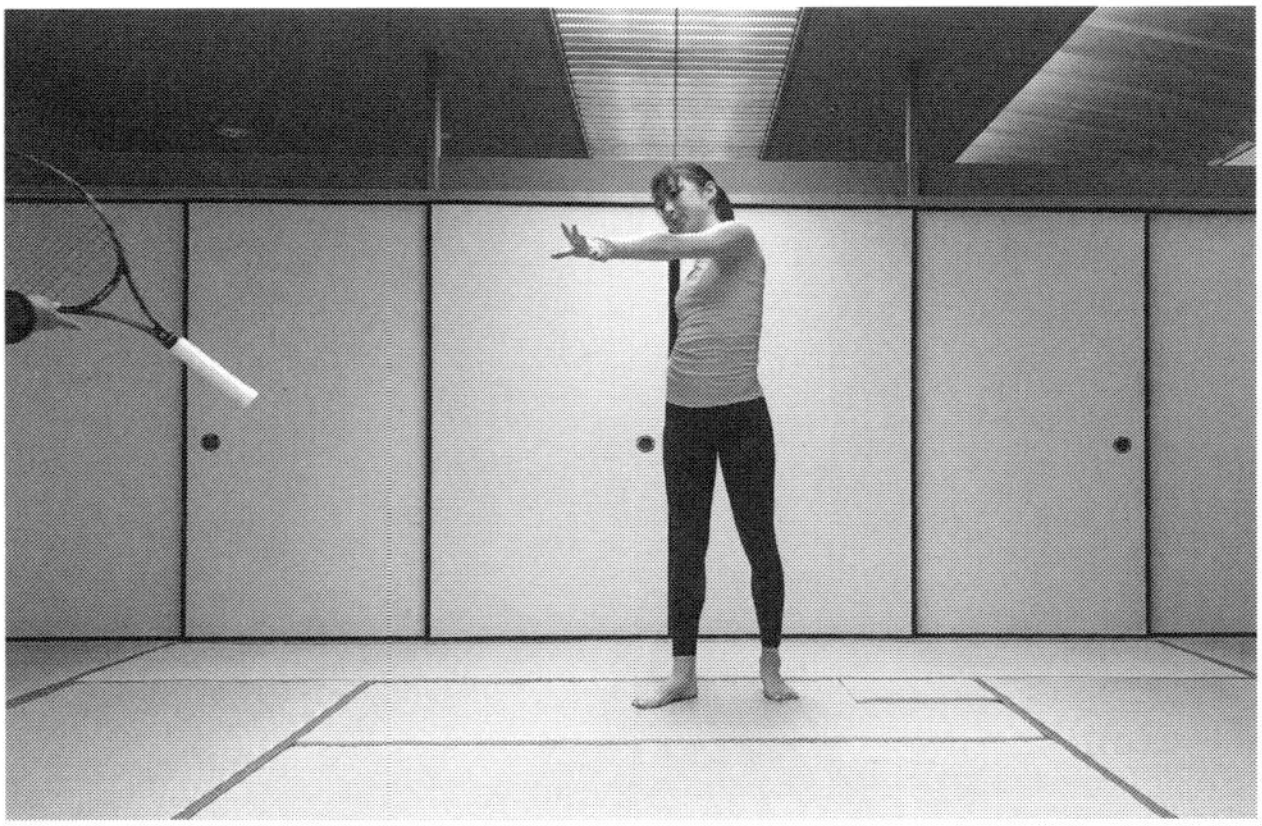

ラケットを受け取る。

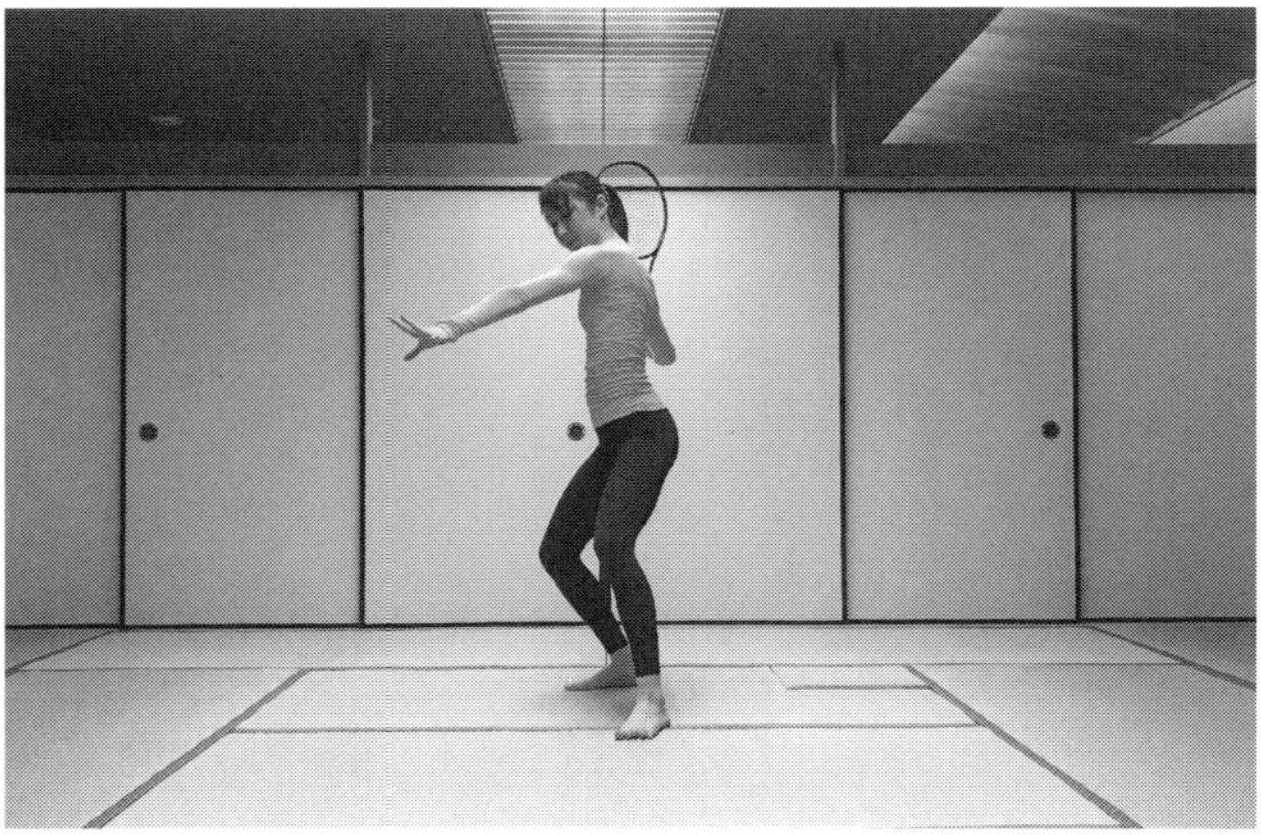

構える。

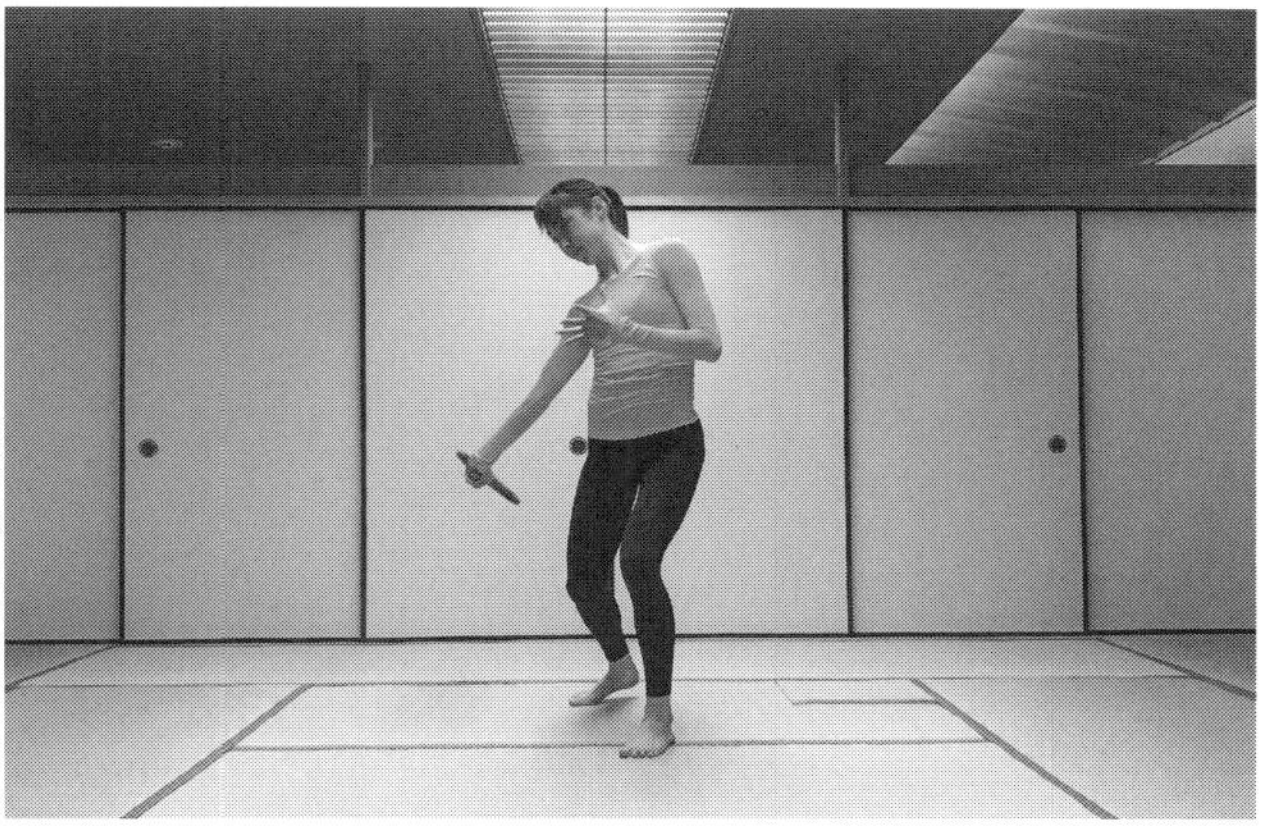

腰が落ち、下半身に力が十分に流れるのがわかる。

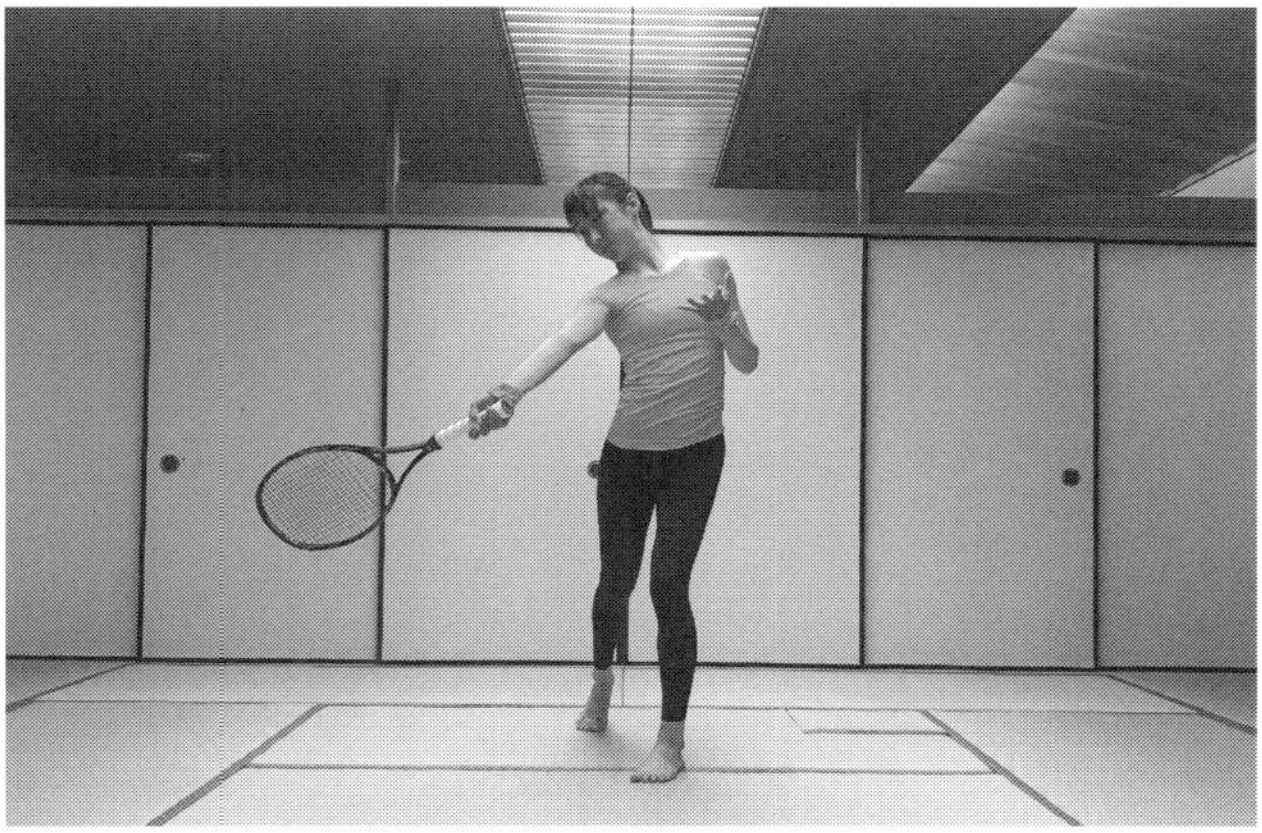

全身の筋肉が連動し、力がみなぎったインパクト。

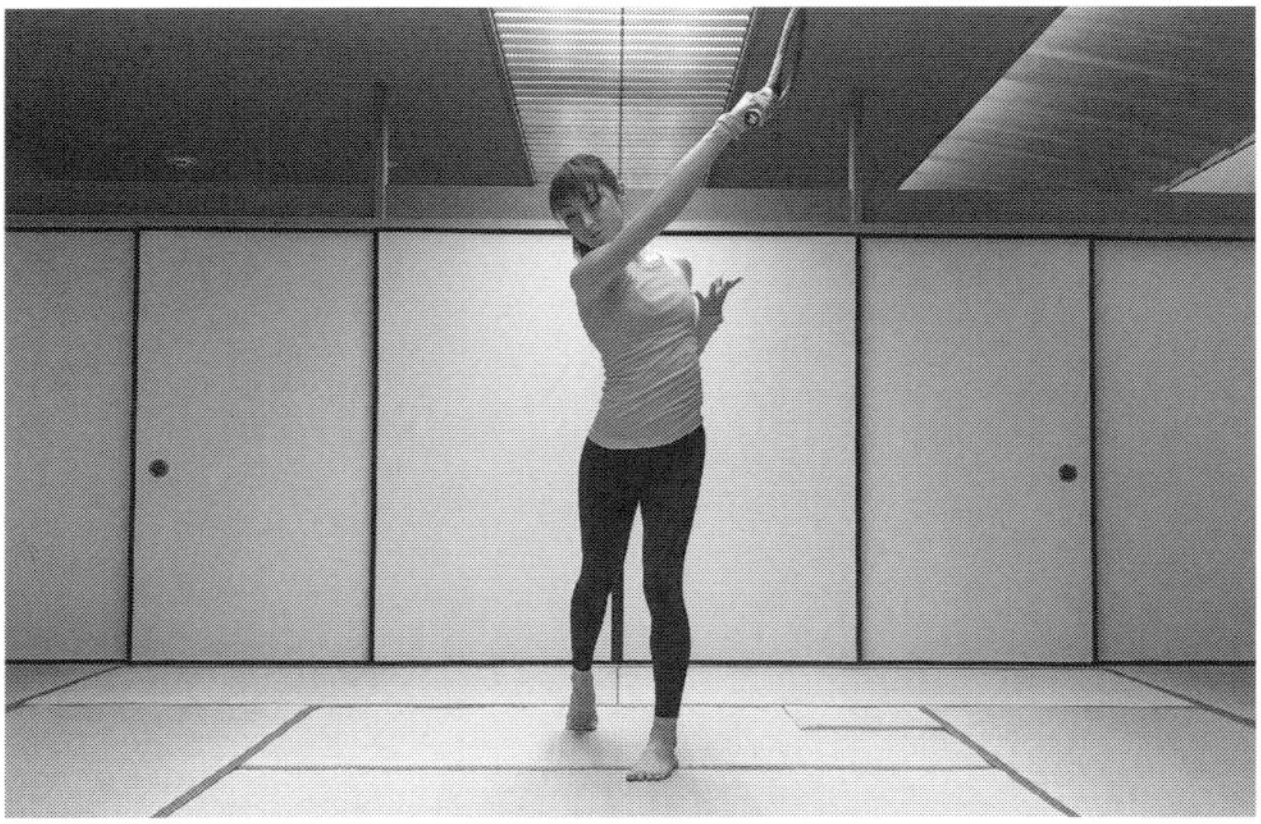

最後まで軸がブレないフォロースルー。

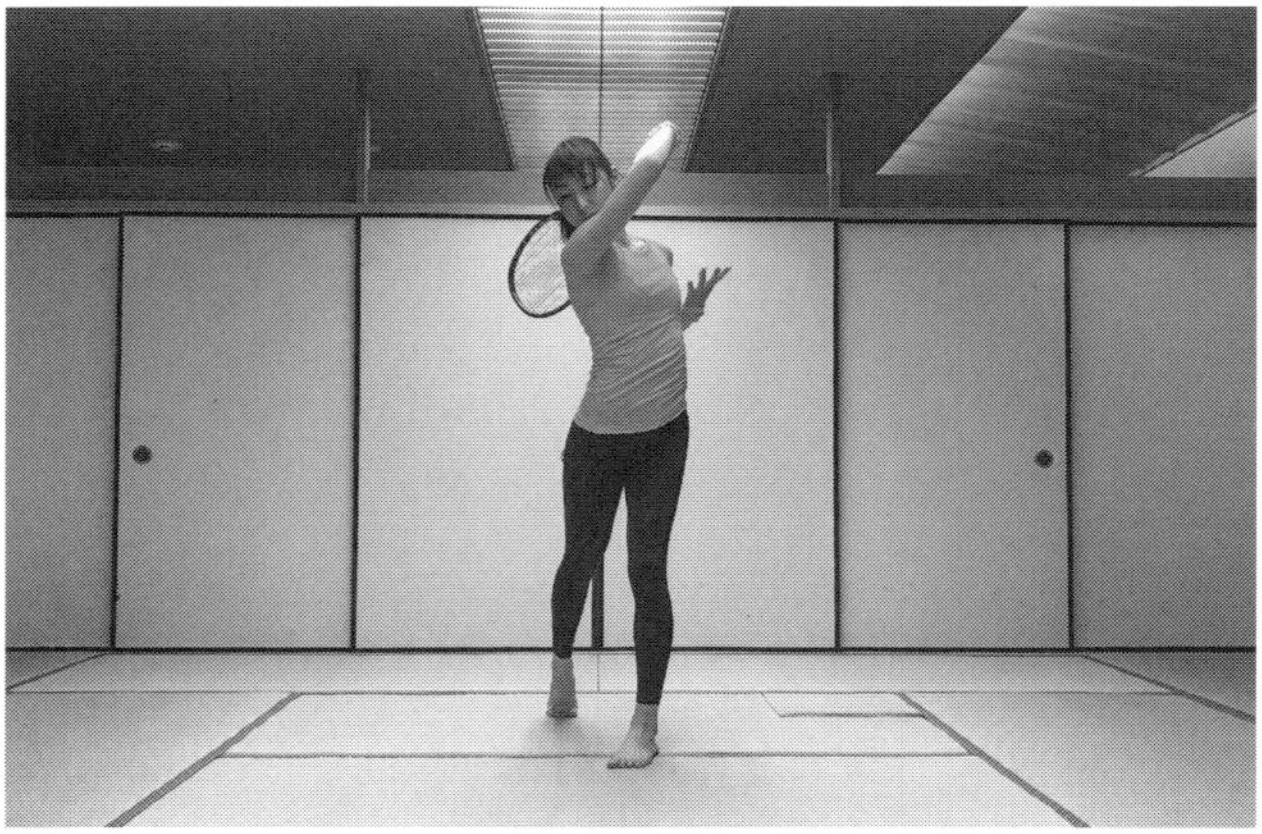

普段使われていない筋肉が活性化された状態で動くため、ただ素振りをするだけなのに、かなりハードな運動になります。

その分、普段使っていない筋肉がどこにあるのか、それをどう使えば、よりよい動きになるのか、やっている本人の感覚で理解することができます。

例えば、サーブがうまくいかないなら、平均化状態を作ってからサーブの動きをやってもらいます。そうすると、トスの時の動作で、この筋肉が使われていなかったとか、打つ時に腰が連動していないから肩に力みが起きていたとか、自分で発見できるのです。

面白いことに、その平均化状態でストロークをすると、みなフォームが良くなるのです。

一度、大学の野球部に指導したことがありますが、ある学生に平均化状態でバットを振ってもらった時、コーチが「このフォームを教えようといろいろと指導していたが、どうしてもうまくできなかった。それが自然にできている」と言っていました。

しかし、本人は教わったフォームをやろうと思っていない。体操でつくった、中身の平均化状態を保ったままバットを持って、ただ振っただけなのです。

これは、中身の筋肉の働き方をより合理化したことによって、形が自ずと進歩する、というよい例です。

先のテニスのストロークを例にとって、比較してみましょう。

比較

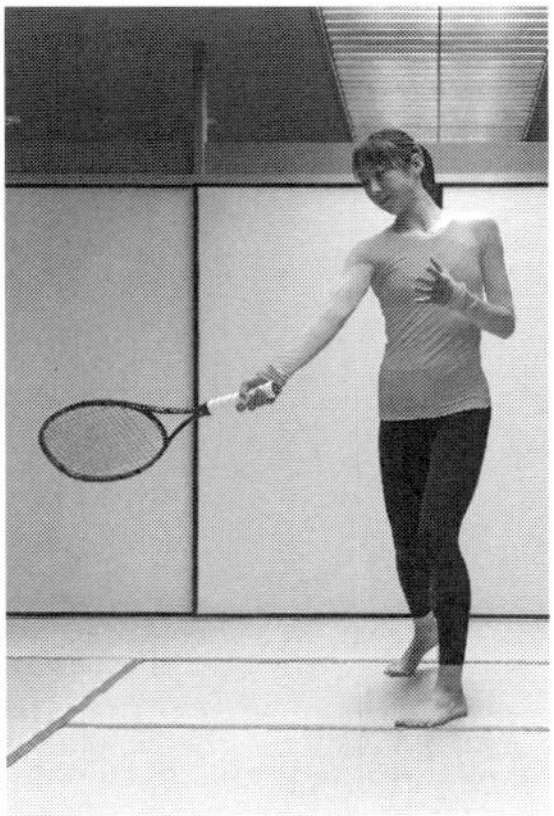
通常のストローク

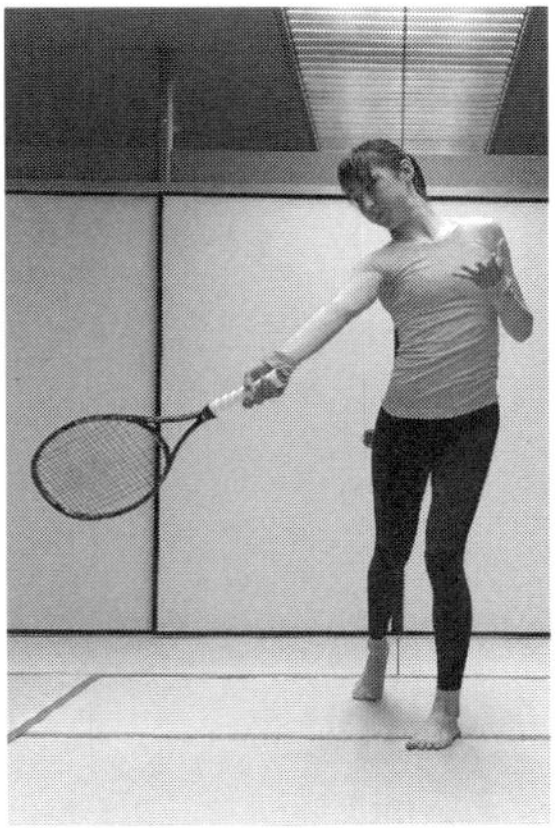
平均化状態のストローク

形をいくら指導しても、その形を実現する中身が伴わなければ、本当にはできません。ところが、周りの人には中身の状態が見えない。

形がおかしいとか、歪んでいる、力んでいる、ということしか見えないので、よりよいフォームを知っている指導者は、形を指導しようとするのですが、どうしても指導者がイメージしている形になってくれないことがあります。

それは、その形を実現するために中身の筋肉をどう使えばよいのかが、本人にわからないからなのです。
だから、時に、形を指導すればするほど、余計に歪んでしまうとか、かえって自分のフォームがわからなくなってしまう、というような事態が起こる。

形を作るのではなく、中身を作れば、その人なりの正しい形が自ずと現れるのです。

平均化体操の長所は、中の筋肉の状態を整えられることです。そして、どこが使えていないか、反対に言えば、どこを使えばよいのかが、自分で感じられるのです。

中身を整えた結果、自然に形が整うので、画一的な形を指導する必要がなくなり、その人にとっての「全身が連動する自分だけの形」を見つけることができるということです。

その形は、自分の体や運動に対する気づきが重なることによって、徐々に進化していきますが、自分にとって自然なフォームや動きをしていれば、怪我や故障も少なくなり、技術的にも上達していきます。

技術が上手であることは、自分の体の合理的な使い方を知っているということです。その合理的な使い方というのが、全身が連動している状態なのです。

そして、偏り運動が個人個人で違うために、それを平均化するための形も一人一人で微妙に違ってきます。

しかし、どの猫も、塀に飛び上がる動きが似ているように、人間の体構造が共通している以上、技術が上に行けば行くほど、動きが似てくる側面があるということは、言うまでもありません。

全身運動と自発性

平均化訓練は体の中の力が入らないところに力を入れていく訓練なのですが、弱かった筋肉が運動に動員され、平均化が進んでいくと、かえって体に余分な力を入れずに動ける感覚が出てきます。

体の動きが軽くなり、力を抜いたまま動けるような感じがある。

もし全身に力を入れて動くことができるなら、どこにも力を入れていないように感じるはずなのです。

技芸の達人たちが、力を抜け、と言うのは、こういう感覚からくるものなのでしょう。

反対に、体を動かしていて、すごく力を使っている感じがあったり、頑張って動いている感覚があるのは、偏り運動の方なのです。
つまり偏った緊張があるから、力感がある。

そういう運動に慣れてしまっている人は、平均化訓練が進んで来た時に、少し戸惑うかもしれません。
しかしそれまでは、部分的な偏った力でやろうとしていたから、頑張っている感じがあったのです。

ライオンが獲物のガゼルを全力で追いかけている姿は、自分のすべてを集中している感じはあっても、力んで汗をかいているようには見えませんし、走って逃げているガゼルも、逃げ切った後に息が上がっているわけではない。

動物たちの動きは、どこか、淡々と、そして悠々としている感じがあります。
それが全身運動をしている状態なのです。

ですから、歯を食いしばって、体が力んでいるような状態は偏り運動であり、平均化が進んで、体に力を入れていないように感じるのは、全身が連動している証拠なのです。

それは、目の前の事柄に、自分が純粋に集中している状態とも言えます。

そういう意味では、何かを嫌々やっている時も、何かを気張ってやっている時も、その事柄自体に集中できていないのです。

何らかの結果を求めていたり、外からの評価を求めていたりするために、その事柄自体に集中し、それを行うプロセスそのものを楽しめていないから、体に余分な力みが生まれているのです。

子供達が夢中で、何か楽しいことをやっている時、何かに挑戦している時、つまり自発的な要求で動いている時、それは全身運動なのです。

平均化訓練は、そういう状態になれる事柄を探そうとするのではなく、そういうことをやっている時の体の状態を、自分で意識的に作り出すことなのです。

だから、全身運動を促進することは、生活の中で取り組んでいる事柄が、それが何であれ、少しづつ自発的に取り組めるようになるということでもあります。

日常生活と平均化訓練

私たちは体を通して生きています。

何らかの道具を用いていても、それ以前に体を操作しています。

体は道具以前の道具なのです。

車を運転する以前に自分の体を運転しています。

楽器を鳴らすのでも、まず自分の体が動いて、その動きが楽器に伝わって、音が出ているのです。

同じ楽器を使っても、弾く人によって音色が変わりますし、いくら包丁が研いであっても、寿司職人のように刺身を切るのが難しいのは、道具の手前にある、体の運動が違うからです。

私たちは「体という道具」を使って、日々生活し、ありとあらゆることを行っているのです。

道具は、使い方が悪ければ壊れます。

だから、説明書なりで、その道具の扱い方を学習してから使いますし、車の運転でも教習所に行って、試験を受けて初めて運転できます。

しかし、私たちは自分の体の使い方を学習しないままに使っている、と言ってもいいでしょう。ある意味では無免許運転のようなものかもしれません。

車の運転と同じように、自分の心身を自分で快適に運転できるように、体の使い方を学んだり、あるいは使い方を上達させるような訓練に取り組むことは、誰にとっても生きるうえで大切なことです。

スポーツや、その他の技芸に取り組んでいる人に限らず、私たちは皆、体という道具を使っている技術者と考えることもできます。

思考力、空想力、決断力というような、体と関係のないように思われていることも、実は体の運動と関係しています。

体をうまく使える人は、健康であり、自分の持っている力を十全に発揮し、自分の個性を最大限に活かせる、と言ってもいいでしょう。

特別に何かの訓練に取り組まなくとも、体の運動を見つめて、どうすればより上手く体を使えるかを、ほんの少しでも模索することは、立派な訓練です。

歩く時も、自分の体を感じながら歩いてみたり、少しだけ姿勢を意識して電車に乗ってみたりすることも、積み重ねていけば、大きな変化になります。

ジムに行ったり、健康のために何かを習ったりすることも、きっとよい効果があると思いますが、日常動作を少しづつ変えることは、それとは別の大きな意味があるように思います。

ボディビルダーは、鍛えるのをやめるとすぐ、体が元に戻ってしまうのだそうです。それはボディビルダーの筋肉が日常で使っているものではないからです。

私たちの体に定着している筋肉は、私たちの生活と日常動作に繋がっています。だからこそ、日常の動きが変わった時に、その新しく動員された筋肉は自分の体に定着するのです。

平均化訓練は日常で訓練するための理論と言えます。それはそんなに難しいことではなく、ただ平均化体操や、楷行草の体操で感じた、使われていない筋肉を、少しづつ、自分のペースで、日常動作に活かしていくことです。

そうすれば、あらゆる動作を平均化訓練にできるのです。

訓練のための時間を作らなくても、家事をやりながら訓練ができるし、駅まで歩く時、電車に乗っている時、本を読んでいる時、どんな動作をやる時でも、弱い筋肉を使う姿勢を作ってから行えば、それが平均化訓練になる。

日常動作で平均化訓練ができるようになると、部屋を掃除したり、荷物を持ったりという、なんとなく億劫に感じる行動が、少し楽しめるような、違った気分になります。何より、偏り疲労を作らない体の使い方なので、疲れにくい。

訓練というと、苦しいイメージを持たれるかもしれませんが、平均化体操で見つけた自分の弱い筋肉を使う姿勢や運動が、正確にできるようになると、伸びにくい筋肉をほどよくストレッチするような感じがあり、気持ちがいい。そして、体を合理的に使っている感覚があり、楽しいのです。

生活の中には、面倒くさいと感じながら、それでもやらなければならないことがありまます。そういうことにこそ、平均化訓練を意識することで、その時間の向き合い方が変わります。

同じ動作が、偏り運動になるか、偏りを減らして平均化するための運動になるか、というのは、一八〇度違う方向です。

そういう一歩一歩が、少しづつでも積み重なっていくことは、将来に大きな差を生むはずです。

平均化訓練は即効性を求めていません。
どちらかというと、ゆっくり着実に変化していくこと、自分自身の気づきによって変わっていくことを重視しています。

日常動作で平均化訓練ができるようになるには、自分の体の使われていない筋肉や、それを使う姿勢を把握しなければなりませんが、平均化体操の体験をある程度重ねていけば、だんだんと掴めるようになります。

そうすれば、自分がやろうと思った時にいつでもできるし、どんな動作にも流し込めるようになります。

平均化訓練は、何をやるかではなく、どうやるか、なのです。
その、どうやるか、ということが、弱い筋肉を使う、ということです。

あとがき

私は以前まで、平均化訓練の実践は、体験すること以外に知る方法はない、と思って、これを言葉にすることに消極的でした。というより、それは無意識に避けていたことだったかもしれません。

しかし今回、平均化訓練の書籍化に挑戦することになり、体操やその仕組み、根底にある哲学のようなものを言葉にしていくプロセスは、たしかに難しくもありましたが、とても有意義なものでした。

つまり、この本を作ること自体が、自分自身の平均化訓練になったと、今は感じています。

それでも結局、体験、感覚、実践は言葉にできない。この気持ちは変わりません。

これは平均化訓練に限ったことではなく、あらゆる体を動かす実践や技法において、お

あとがき

そらく本を読むだけで正確に実習することは難しいのではないかと思います。

しかし、平均化訓練の実践は、この体操が、できるか、できないか、あるいは、わかるか、わからないか、ということよりも、「自分の体の動きを自分で感じ、見つめること」なのです。本書の中で紹介した体操は、そのことを促すためのツールです。

今まで無自覚だった自分の体の使い方に少しだけ意識的になること、それだけで十分に訓練が始まったことになるのです。

この本がそのきっかけになれば嬉しく思います。

最後に、この本を作るにあたって協力していただいた皆様に、心から感謝いたします。

二〇一九年五月

野口晴胤

野口晴胤（のぐち　はるたね）

一九七三年生まれ。
20代の頃より、整体創始者である祖父、野口晴哉の整体法を学ぶ。
その研究を元に考案した身体訓練法を、平均化訓練と称して、
現在、指導にあたっている。
www.heikinka-kunren.com

平均化訓練

二〇一九年六月二十二日　第一刷発行

著者　野口晴胤
発行者　神田　明
発行所　株式会社　春秋社
〒一〇一-〇〇二一
東京都千代田区外神田二-一八-六
電話〇三-三二五五-九六一一（営業）
電話〇三-三二五五-九六一四（編集）
振替〇〇一八〇-六-二四八六一
http://www.shunjusha.co.jp/
印刷所　萩原印刷株式会社
ブックデザイン　菊地慶矩
定価はカバー等に表示してあります。
 ISBN978-4-393-71412-6